中国妇科恶性肿瘤临床实践指南

临床实践指南

第6版

中华医学会妇科肿瘤学分会　组织编写

名誉主编　郎景和　曹泽毅　沈　铿

主　　编　谢　幸　马　丁　孔北华

副主编　崔　恒　向　阳　刘继红　梁志清

编　　委（以姓氏汉语拼音为序）

程文俊　崔　恒　高雨农　郭瑞霞　哈春芳　康　山
孔北华　梁志清　刘继红　马　丁　曲芃芃　万小平
王丹波　王建六　王世宣　吴令英　吴小华　向　阳
谢　幸　徐丛剑　杨佳欣　张国楠　赵　霞

编写秘书　王新宇　李　晓

U0288404

人民卫生出版社

图书在版编目（CIP）数据

中国妇科恶性肿瘤临床实践指南／中华医学会妇科肿瘤学分会组织编写. — 6 版. — 北京：人民卫生出版社，2020

ISBN 978-7-117-29878-0

Ⅰ.①中… Ⅱ.①中… Ⅲ.①妇科病–肿瘤–诊疗–指南 Ⅳ.①R737.3-62

中国版本图书馆 CIP 数据核字（2020）第 038375 号

| 人卫智网 | www.ipmph.com | 医学教育、学术、考试、健康，购书智慧智能综合服务平台 |
| 人卫官网 | www.pmph.com | 人卫官方资讯发布平台 |

中国妇科恶性肿瘤临床实践指南
第 6 版

组织编写：中华医学会妇科肿瘤学分会
主　编：谢　幸　马　丁　孔北华
出版发行：人民卫生出版社（中继线 010-59780011）
地　址：北京市朝阳区潘家园南里 19 号
邮　编：100021
E - mail：pmph @ pmph.com
购书热线：010-59787592　010-59787584　010-65264830
印　刷：河北新华第一印刷有限责任公司
经　销：新华书店
开　本：850×1168　1/32　**印张**：10
字　数：204 千字
版　次：2000 年 5 月第 1 版　2020 年 5 月第 6 版
　　　　2022 年 7 月第 6 版第 6 次印刷（总第 17 次印刷）
标准书号：ISBN 978-7-117-29878-0
定　价：49.00 元

打击盗版举报电话：010-59787491　E-mail：WQ @ pmph.com
质量问题联系电话：010-59787234　E-mail：zhiliang @ pmph.con

前 言

中国妇科肿瘤学组（CGOG）于 1996 年首次颁布了我国宫颈癌、子宫内膜癌、卵巢癌、外阴阴道肿瘤和滋养细胞肿瘤五大妇科常见肿瘤的诊治指南，迄今已有 24 年。中华医学会妇科肿瘤学分会（CSGO）多次对该指南进行了修订，这为我国妇科肿瘤的规范化诊治奠定了基础。2015 年 11 月第四届中华医学会妇科肿瘤学分会成立后，重要工作之一就是定期修订《常见妇科恶性肿瘤诊治指南》。修订指南的宗旨是"为医师和患者提供当前最佳的诊断和治疗的建议，提高治疗水平，改善治疗效果"。

本版指南（第 6 版）的修订，着眼于与时俱进、突出重点，尽可能与国际标准接轨，更好地为全国妇科肿瘤医师和广大患者服务。本次修订的重要参考文献来自于国际妇产科联盟（FIGO）癌症报告（2018 年）和美国癌症协作网（NCCN）指南（2019 年）。前者特点以文字形式描述为主，全面精练、提纲挈领、要点突出，强调治疗原则；后者以流程图为主要表达形式，囊括病程各阶段及治疗中遇到问题，并给出诊治流程上的建议，方便医师快速找到针对性建议，临床实用性更强。此外，世界卫生组织（WHO）《女性生殖器官肿瘤组织学分类》（2014 年）也为本版指南的修订提供了重要的参考依据。指南修订的目标是:通过更新内容,不仅确保指南能够反映最新的诊治理念与技术,也使临床实践有章可循、有规可依,并为临床研究提供一个评价标准。考虑到国外指南的绝大部分证据来自外国人群,并非全部符合中国国情,本版指南在参考国外指南的基础上,也结合部分来自国内的临床证据,以充实指南内容,更好地服务于我国的妇科肿瘤患者。

为了更全面地反映妇科肿瘤最新的诊治理念和技术,以及指南的权威性,本版指南更名为《中国妇科恶性肿瘤临床实践指南》,并在原有章节的基础上,第八章更名为"妇科恶性肿瘤的化疗、靶向治疗与免疫治疗",第十章更名为"妇科恶性肿瘤的手术盆腹腔解剖及基本技巧",新增第十二章"妇科肿瘤的支持治疗"。

所有指南的推荐依据来自循证,根据同一群体接受不同诊治方案的临床获益不同,提出更佳的诊治建议。但是,临床诊治的对象是个体。个体之间存在差异,个体之间的社会、家庭背景不同,疾病的状况不同,对治疗结局的期望也不同。所以在应用本版指南的过程中,应该在规范化的基础上,根据患者具体情况,个体化诊断与治疗。

本届妇科肿瘤学分会的全体常委均作为编委参与了本版指南的修订。此外,还邀请部分资深专家参与有关章节的撰写和审阅,旨在提高指南的权威性和可信度。为了进一步提高本书的质量,本书出版之际,恳切希望广大读者在阅读过程中不吝赐教,欢迎发送邮件至邮箱 renweifuer@ pmph. com,或扫描封底二维码,关注"人卫妇产科学",对我们的工作予以批评指正,以期再版修订时进一步完善,更好地为大家服务。

谢　幸　马　丁　孔北华

2020 年 4 月

目 录

第一章

外阴恶性肿瘤

外阴恶性肿瘤发病率不高,占所有女性恶性肿瘤的 1% 以下,占女性生殖道原发性恶性肿瘤的 3%~5%。绝大多数原发性外阴恶性肿瘤为上皮性癌,其中约 80% 为鳞状细胞癌,其他包括恶性黑色素瘤、基底细胞癌、疣状癌、Paget 病、腺癌、前庭大腺癌、肉瘤及其他罕见的外阴恶性肿瘤等。

外阴癌多见于老年人,近年来发病人群趋向年轻化,<40 岁的患者占 40%。虽然外阴癌位于体表易于早期发现,但传统观念常常拖延了患者就诊的时机。而且,由于多数患者伴有长期的外阴良性疾病史或合并其他妇科疾病,临床上容易误诊。对外阴癌的治疗强调个体化和综合治疗。近年来,随着对外阴癌认识的深入和放、化疗的发展,手术范围趋于缩小,重视保留外阴的生理功能,减轻术后患者生理及心理上的创伤。综合应用放疗及化疗,在提高疗效的同时,可有效改善患者的生活质量。外阴癌患者的 5 年生存率为 52%~85%,预后与腹股沟淋巴结是否转移密切相关。由于发病率低,病例数较少,临床随机研究很少,对外阴癌的治疗方式需要更进一步的研究。

一、诊断

1. 危险因素 流行病学调查发现,外阴癌可分为人乳头瘤病毒(human papillomavirus,HPV)感染相关性和非相关性两大类:①与 HPV 感染有关的外阴癌患者:多为年轻妇女,可能有外阴湿疣的病史,吸烟可能是这一类外阴癌发病的危险因素。外阴癌患者的 HPV 感染以 HPV16、18、31 型多见,这类患者的病理类型多为鳞癌。②与 HPV 感染无相关性的外阴癌患者:多为老年妇女,无吸烟史,与外阴的慢性营养障碍,如外阴硬化性苔藓、外阴增生性营养障碍等有关,可合并有外阴上皮内瘤变(vulvar intra-epithelial neoplasia,VIN)。肥胖、高血压、糖尿病、免疫功能低下可能与这类外阴癌的发生有一定关系,但并非独立的危险因素。

对有上述危险因素者,特别是有外阴硬化性苔藓或 VIN,以及生殖道其他部位恶性肿瘤的患者应定期检查外阴,必要时可进行阴道镜检查进一步评估。

2. 症状和体征 外阴癌多见于绝经后妇女。一些患者有外阴前驱病变的病史,如外阴硬化萎缩性苔藓、外阴增生性营养障碍等。最常见的症状是外阴瘙痒、局部肿块或溃疡,可伴有疼痛、出血、排尿困难及阴道排液,少部分患者可没有任何症状。

根据病灶部位分为中线型和侧位型,前者包括位于阴道口、尿道口、肛门、会阴后联合及会阴体的病灶,后者包括位于大、小阴唇的病灶。可表现为单个或多发结节、菜花样肿物或浸润性溃疡。最多见的部位是大阴唇,其次是小阴唇、阴蒂、会阴体,可累及肛门、尿道和阴道。可出现一侧或双侧腹股沟淋巴结肿大,甚至溃疡。

妇科检查时应注意外阴肿物的部位、大小、质地、活动度、与周围组织的关系,注意双侧腹股沟区是否有肿大的淋巴结。并应仔细检查阴道、宫颈、子宫及双侧附件区,以排除其他生殖器官的转移瘤。

3. 病理诊断 对体检发现的任何外阴病变在治疗前均应行活检,病理确诊。活检组织应包括病灶、病灶周围的皮肤和部分皮下组织。推荐在局麻下行病灶切取活检(楔形切除或使用 Keyes 活检器),多发病灶需从各病灶多处取材。活检明确浸润深度后进一步确定手术范围。对较小的病灶不宜先行切除,先行活检明确肿瘤浸润深度以便确定手术范围,如活检病变间质浸润深度≥1mm,病灶直径≥2cm,须行局部广泛切除术完整切除病灶,进行连续切片以正确评估浸润深度,若浸润深度不超过1mm,不需后续治疗。

外阴上皮内瘤变(VIN)在某些情况下被认为是外阴癌的癌前期病变,其分类多年来一直有所变化。2004 年国际外阴阴道疾病研究协会(International Society for the Study of Vulvovaginal Disease,ISSVD)公布的分类中不再使用 VIN1,而 VIN2 及 VIN3 则统一简称为 VIN,并将 VIN 分为:①寻常型 VIN(疣状、基底细胞样和混合型):其中多数病例与人乳头瘤病毒(HPV)感染相关;②分化型 VIN:主要见于年长妇女,常与硬化性苔藓和/或鳞状上皮过度增生相关。

在 2015 年公布的最新分类中,ISSVD 将 VIN 分为:①外阴低级别上皮内病变(LSIL):包括扁平湿疣或 HPV 感染的表型;②外阴高级别上皮内病变(HSIL):包括寻常型外阴上皮内瘤变(uVIN)或HPV感染相关的外阴上皮内病变;③分化型外阴上皮内瘤变(dVIN):通常是HPV感染非相关性的外阴上皮内瘤变,具有外阴癌发病的高风险因素,最终可进展为浸润性外阴癌。

病理报告应包括以下内容:

(1)肿瘤浸润深度:必要时进行连续切片确定浸润的深度,以协助制订进一步治疗方案。

(2)病理组织学类型:鳞状细胞癌是外阴癌最常见的类型,其次为恶性黑色素瘤、基底细胞癌、Paget病、疣状癌、腺癌、前庭大腺癌、肉瘤等。

(3)组织病理学分级(G):G_x——分级无法评估;G_1——高分化;G_2——中分化;G_3——低分化。

(4)脉管间隙受累:若肿瘤呈浸润性生长或有淋巴血管间隙受累,则局部复发率较高,预后较差。

(5)手术后的病理报告应包括转移淋巴结的数量、转移灶大小及是否有囊外扩散。

WHO外阴肿瘤组织学分类见表1-1。

表1-1　WHO外阴肿瘤组织学分类

上皮性肿瘤	
▲ 鳞状细胞肿瘤及癌前病变	
■ 鳞状上皮内病变	
◆ 低级别鳞状上皮内病变	8077/0
◆ 高级别鳞状上皮内病变	8077/2
◆ 分化型外阴上皮内瘤变	8071/2
■ 鳞状细胞癌	8070/3
◆ 角化型	8071/3
◆ 非角化型	8072/3
◆ 基底细胞样	8083/3

续表

◆ 湿疣状	8051/3
◆ 疣状	8051/3
■ 基底细胞癌	8090/3
■ 良性鳞状上皮病变	
◆ 尖锐湿疣	
◆ 前庭乳头状瘤	8052/0
◆ 脂溢性角化病	
◆ 角化棘皮瘤	
▲ 腺体肿瘤	
■ Paget 病	8542/3
■ 来源于前庭大腺及其他特殊肛周腺体的肿瘤	
◆ 前庭大腺癌	
● 腺癌	8140/3
● 鳞状细胞癌	8070/3
● 腺鳞癌	8560/3
● 腺样囊性癌	8200/3
● 移行细胞癌	8120/3
◆ 乳腺型腺癌	8500/3
◆ 女尿道腺来源的腺癌	8140/3
◆ 间叶肿瘤,恶性	9020/3
■ 其他类型腺癌	
◆ 汗腺型腺癌	8140/3
◆ 肠型腺癌	8140/3
■ 良性肿瘤及囊肿	
◆ 乳头状汗腺瘤	8405/0
◆ 混合瘤	8940/0
◆ 纤维腺瘤	9010/0
◆ 腺瘤	8140/0
◆ 腺肌瘤	8932/0

续表

◆ 前庭大腺囊肿	
◆ 结节性前庭大腺增生	
◆ 其他前庭腺体囊肿	
◆ 其他囊肿	
▲ 神经内分泌肿瘤	
■ 高级别神经内分泌癌	
◆ 小细胞神经内分泌癌	8041/3
◆ 大细胞神经内分泌癌	8013/3
■ Merkel 细胞肿瘤	8247/3
神经外胚层肿瘤	
▲ 尤因肉瘤	9364/3
软组织肿瘤	
▲ 良性肿瘤	
■ 脂肪瘤	9850/0
■ 纤维上皮间质息肉	
■ 浅表性血管黏液瘤	8841/0
■ 浅表性肌纤维母细胞瘤	8825/0
■ 富于细胞血管纤维瘤	9160/0
■ 血管肌纤维母细胞瘤	8826/0
■ 侵袭性血管黏液瘤	8841/0
■ 平滑肌瘤	8890/0
■ 颗粒细胞瘤	9580/0
■ 其他良性肿瘤	
▲ 恶性肿瘤	
■ 横纹肌肉瘤	
◆ 胚胎性	8910/3
◆ 腺泡状	8920/3

■ 平滑肌肉瘤	8890/3
■ 上皮样肉瘤	8804/3
■ 腺泡状软组织肉瘤	9581/3
■ 其他肉瘤	
◆ 脂肪肉瘤	8850/3
◆ 恶性外周神经鞘瘤	9540/3
◆ 卡波西肉瘤	9140/3
◆ 纤维肉瘤	8810/3
◆ 隆突性皮肤纤维肉瘤	8832/1

黑色素细胞肿瘤

▲ 黑色素细胞痣

■ 先天性黑色素细胞痣	8761/0
■ 获得性黑色素细胞痣	8720/0
■ 蓝痣	8780/0
■ 生殖道型非典型性黑色素细胞痣	8720/0
■ 异型性黑色素细胞痣	8727/0

▲ 恶性黑色素瘤   8720/3

生殖细胞肿瘤

▲ 卵黄囊瘤   9071/3

淋巴系和髓系肿瘤

▲ 淋巴瘤

▲ 髓系肿瘤

继发性肿瘤

注:形态学代码采用肿瘤学疾病国际分类(ICD-O)(2013 年得到国际癌症研究所/ WHO 委员会认证的 ICD-O 新编码)。生物学行为编码:良性肿瘤为/0,非特定、交界性或未确定生物学行为的为/1,原位癌及上皮内瘤变Ⅲ为/2,恶性为/3

4. 辅助检查

（1）宫颈涂片细胞学检查。

（2）阴道镜检查：了解宫颈和阴道是否同时发生病变，如宫颈上皮内病变或阴道上皮内瘤变（VAIN）。

（3）盆腔和腹腔 CT/MRI 检查：有助于了解相应部位的淋巴结及周围组织器官受累的情况。

（4）对晚期患者，可通过膀胱镜、直肠镜了解膀胱黏膜或直肠黏膜是否受累。

（5）对临床可疑转移淋巴结或其他可疑转移病灶必要时可行细针穿刺活检。

（6）建议常规行宫颈及外阴病灶 HPV DNA 检测及梅毒抗体检测。

5. 分期

采用 FIGO 于 2009 年 5 月公布的外阴癌分期（表 1-2）。

表 1-2 外阴癌分期（FIGO,2009 年）

FIGO 分期	临床特征
Ⅰ 期	肿瘤局限于外阴,淋巴结无转移
Ⅰ A 期	肿瘤局限于外阴或会阴,最大直径≤2cm,间质浸润≤1.0mm
Ⅰ B 期	肿瘤局限于外阴或会阴,肿瘤最大径线>2cm 或间质浸润>1.0mm
Ⅱ 期	肿瘤侵犯下列任何部位:下 1/3 尿道、下 1/3 阴道、肛门,淋巴结无转移
Ⅲ 期	肿瘤有或/无侵犯下列任何部位:下 1/3 尿道、下 1/3 阴道、肛门,有腹股沟-股淋巴结转移
Ⅲ A 期	①1 个淋巴结转移(≥5mm),或②1~2 个淋巴结转移(<5mm)

FIGO 分期	临床特征
ⅢB 期	①≥2 个淋巴结转移(≥5mm),或②≥3 个淋巴结转移(<5mm)
ⅢC 期	阳性淋巴结伴囊外扩散
Ⅳ期	肿瘤侵犯其他区域(上 2/3 尿道、上 2/3 阴道)或远处转移
ⅣA 期	①肿瘤侵犯下列任何部位:上尿道和/或阴道黏膜、膀胱黏膜、直肠黏膜或固定在骨盆壁,或②腹股沟-股淋巴结出现固定或溃疡形成
ⅣB 期	任何部位(包括盆腔淋巴结)的远处转移

分期时应注意以下几点:

(1)病灶局限于外阴,无淋巴结转移,不论病灶大小都归为Ⅰ期。而ⅠA 和ⅠB 期的区别不仅有浸润深度的不同(1.0mm 为界),还有肿瘤大小的区别(2cm 为界)。

(2)Ⅱ期的标准也要求淋巴结阴性,不论肿瘤大小,如果侵犯了邻近会阴组织,包括尿道下 1/3、阴道下 1/3 或肛门就属于Ⅱ期。

(3)Ⅲ期最基本的诊断标准是腹股沟淋巴结阳性,而不论肿瘤大小和有无邻近会阴组织受累。根据淋巴结转移的数量和转移灶的大小,以及有无囊外扩散,Ⅲ期又分 A、B、C 三个亚分期。

(4)ⅣA 期包括:上 2/3 阴道受侵;腹股沟固定或溃疡形成的转移淋巴结。

二、治疗

1. 外阴上皮内瘤变（VIN）的处理 近年来，VIN 的发病率在性生活活跃的年轻妇女中渐趋增加。VIN 的自然病史尚不完全确定，有一定的恶变潜能，2%~4% 进展为浸润癌，但约有 38% 的 VIN 可以自行消退。在治疗前应通过多点活检确定病变是否完全为上皮内瘤变。

（1）外阴 LSIL 的处理

1）定期观察：大多数外阴 LSIL 可自行消退，可以定期行阴道镜检查。如果无明显症状且病变未发生变化，可暂不予治疗。

2）对有症状者，可选择外用药物，如氟尿嘧啶软膏、咪喹莫特软膏等，或激光治疗。

（2）外阴 HSIL 和 dVIN 的处理：多采用外阴表浅上皮局部切除术（superficial local excision），切缘超过病灶外 0.5~1cm 即可，注意保存外阴基本的解剖构型。由于阴蒂较少受累，故一般都能保留阴蒂及其正常功能，这对于年轻妇女尤为重要。如果病变累及小阴唇或阴蒂，则更多采用激光气化或部分切除。如病变较广泛或为多灶性，可考虑行外阴皮肤切除术（skinning vulvectomy）。这种方法切除了病变处的表皮层及真皮层，保留了皮下组织，尽量保留阴蒂，从而保留了外阴的外观和功能。必要时植皮。可使用咪喹莫特药物治疗，有研究报道使用该药物治疗缓解率可达 35%~81%。

即使切除了病变，仍有复发的可能，而复发并不一定就是治疗的失败。妇科医师应向患者清楚解释这种疾病的性质特点，以及病变本身的自然病史，并告知随访检查的重要性。

2. 外阴浸润癌的处理

(1)治疗原则:外阴癌的治疗必须遵循治愈疾病和最大限度保留正常组织的原则,按照原发病灶位置及是否侵犯邻近器官(尿道、阴道、肛门直肠),以及腹股沟淋巴结的情况,进行个体化治疗方案的设计。对于局部晚期患者,更要分别考虑原发病灶和腹股沟淋巴结的情况,再制订适宜的整体治疗方案,以期最大可能治愈患者和尽量避免或减少治疗相关并发症。

1)手术治疗:外阴癌的治疗以手术治疗为主,强调个体化、多学科综合治疗。手术为首先考虑的治疗手段,传统的手术方式是广泛的全外阴切除及腹股沟淋巴结切除术,有时还附加盆腔淋巴结切除术。长期以来,这种传统的手术方式普遍应用于各种不同期别及不同组织学类型的外阴癌,虽取得了较好的治疗效果,但这种不加选择的广泛切除方式给患者造成的创伤较大,大多数患者手术伤口不能一期愈合,需要长期换药或植皮,伤口愈合后其瘢痕形成使外阴严重变形,对性生活或患者心理影响较大。此外,老年患者对这种创伤性较大的手术耐受性差,易发生各种并发症。手术后出现的下肢淋巴水肿也给患者带来很大的困扰,严重影响患者的生活质量。近年来研究发现,手术范围趋于缩小的改良手术方式并不影响早期患者的预后,对晚期患者应重视与放疗、化疗相结合的综合治疗。

2)放射治疗:是外阴癌综合治疗的重要组成部分,一般用于外阴病灶侵犯邻近器官,如果直接手术需行改道患者的术前治疗,但不作为早期外阴癌的首选治疗。研究表明,对淋巴结转移患者进行术后腹股沟区及盆腔放射治疗可改善生存,减少复发。外阴肿瘤大或侵及尿道、肛门者,放疗后部分患者仍需切除残留病灶或瘤床,可保留尿道和肛门括约肌功能。少数由于心、肝、肾功能不全而不宜接受手术治疗的患者,或因肿瘤情况无法手术治疗的患者,可选择全量放疗。

3)药物治疗:化疗在外阴癌治疗中的地位尚存在一定争议,其应用主要有以下几个方面:①作为手术前的新辅助治疗,缩小肿瘤以利于后续的治疗;②与放疗联合应用治疗无法手术的患者;③作为术后的补充治疗,可单独使用或与放疗联用;④用于复发患者的治疗。由于外阴癌发病率低,病例数少,化疗对外阴癌的作用尚缺乏高级别循证医学的证据。

(2)外阴微小浸润癌(IA 期)的处理:外阴微小浸润癌定义为肿瘤直径≤2cm 及浸润深度≤1mm 的单个外阴病灶。应行外阴广泛局部切除术(radical local excision)。一般不需要切除腹股沟淋巴结。

(3)早期外阴癌的处理:早期外阴癌被定义为肿瘤局限于外阴,未侵犯邻近器官,且临床无可疑淋巴结转移者。

1)原发病灶的治疗:如果病变局限,推荐采用外阴广泛局部切除术。手术切除范围应包括癌灶周围至少 1cm 宽的外观正常的组织,深度应至尿生殖膈下筋膜,达阔筋膜及耻骨联合筋膜水平。如果癌灶在阴蒂部位或其附近,则应切除阴蒂。研究表明,与传统外阴广泛切除术相比,此保守性术式的局部复发率相当,但可减少术后外阴变形对患者性心理的影响。如果同时存在 VIN 或硬化性苔藓,应该切除病变部位的表浅皮肤组织以控制症状;若怀疑有潜在的浸润性病灶,则切除深度同浸润癌。

对病灶较大(>4cm) 特别是病灶靠近尿道或肛门的病例,可根据具体情况选择以下治疗:①经评估无需改道手术的患者可直接进行相对广泛的手术切除。例如在估计不会引起尿失禁的情况下,可以切除尿道远端 1cm 。若手术切缘邻近癌灶(≤5mm),又无法再行扩大切除,术后应补充局部放疗。某些病例可加用近距离放射治疗阳性切缘,但应注意避免组织坏死的出现。②如果手术需行肠管造瘘或尿路改道,可先行放疗和同期化疗,以期使保留尿道和肛门成为可能。若计划手术治疗,术前放疗剂量不宜超过 55Gy 。部分患者同期放化疗后可能达到完全缓解。同期放化疗时常用的化疗药物为顺铂(DDP)、氟尿嘧啶(5-FU)、博来霉素(BLM)、丝裂霉素(MMC)等。用药途径可选择静脉化疗或动脉灌注化疗。可单用顺铂,剂量为每周 $30 \sim 40 mg/m^2$ 。也可选用铂类为基础的联合化疗,在放疗过程的第 1 周及第 4 周给药。

2)腹股沟淋巴结的切除:腹股沟区复发者死亡率非常高,适当的腹股沟和股淋巴结切除术是减少早期外阴癌死亡率的重要影响因素。新近的研究(AGO-CaRE-1)结果指出,腹股沟淋巴结阳性比率(转移淋巴结个数与切除的淋巴结之比)是影响外阴癌患者复发和生存的独立预后因素,比淋巴结状态和单纯的转移淋巴结个数对生存的影响更明显。

淋巴结处理原则如下:

A. 同侧腹股沟、股淋巴结切除:适用于侧位型肿瘤(距中线>2cm),包括间质浸润深度>1mm 的 T_1

期和所有 T_2 期。

B. 双侧腹股沟、股淋巴结切除：适用于中线型肿瘤，累及小阴唇前部的肿瘤，或一侧病灶较大的侧位型肿瘤，尤其是同侧淋巴结阳性者。

C. 术中发现可疑肿大淋巴结并经冷冻病理检查证实淋巴结阳性者，建议仅切除增大的淋巴结，而避免系统的淋巴结切除术，术后给予腹股沟和盆腔放疗。系统的腹股沟、股淋巴结切除术加上术后放疗可能导致严重的下肢淋巴水肿。

D. 推荐同时切除腹股沟淋巴结和股淋巴结。股淋巴结位于卵圆窝内股静脉的内侧，切除股淋巴结时不必切除阔筋膜。

E. 对病灶位于阴蒂或阴蒂周围者，目前多行三切口切除术，将外阴切除与腹股沟淋巴结切除分开进行，在外阴和腹股沟之间留下皮肤间桥，可明显改善伤口愈合，早期患者皮肤间桥处的复发率也很低。也可选择传统的外阴和腹股沟整块切除方法，但应保留浅筋膜上方的皮下组织。这种方法会使术后伤口愈合时间长，可能需要皮瓣移植处理。

F. 建议行腹股沟淋巴结切除术时保留大隐静脉，有助于减少术后下肢水肿。同时行缝匠肌移位有助于保护股血管，减少术后可能发生的损伤。

G. 前哨淋巴结探查和切除：对肿瘤直径<4cm的早期外阴鳞状细胞癌，临床检查（体检及影像学检查）未发现明显转移的腹股沟淋巴结，患者以往未接受过外阴手术，可应用前哨淋巴结（sentinel lymph node，SLN）检测技术，预测腹股沟淋巴结是否转移，以减少腹股沟淋巴结切除及相关并发症。联合使用蓝染料和放射性核素法示踪剂有更高的敏感性。用

吲哚菁绿示踪需要荧光腹腔镜的设备，也值得探索。单用蓝染料检测外阴癌 SLN 方法简单，不需要特殊设备，但 SLN 检出率比联合两种方法为低。建议用 3~4ml 染料于肿瘤周围真皮层内 4 个位点注射，注射后 15~30min 探查切除前哨淋巴结，然后再进行外阴病灶切除。外阴癌 SLN 检测技术要求手术医师有足够的训练和经验，并且要对病例进行选择，排除一些可能影响 SLN 检出率的因素（如肿瘤体积过大、术前曾行放疗或病灶切除活检等）。此外，SLN 检测有一定的假阴性率（即 SLN 无转移，而非 SLN 的淋巴结出现转移）。文献报道，外阴癌 SLN 的假阴性率为 0~4%。SLN 假阴性的发生可能与肿瘤的部位、分期、肥胖、病理检查方法、术者经验等有一定关系。如果探查未找到前哨淋巴结，则建议行腹股沟淋巴结切除术。

3）术后补充或辅助治疗

A. 腹股沟淋巴结转移的补充治疗：手术后病理检查发现腹股沟淋巴结（包括 SLN）转移的患者，应考虑给予补充盆腔淋巴结区域和腹股沟区放疗，区域放疗的效果优于盆腔淋巴结切除术。术后放疗指征包括：①单个淋巴结明显转移；②淋巴结囊外扩散；③多个淋巴结的微转移。术后病理检查发现仅有 1 处微转移者可考虑不进行辅助放疗。

放疗剂量根据病变范围和残余病灶来确定。腹股沟淋巴结仅为镜下转移者，放疗剂量为 50Gy；如果多个淋巴结阳性，或有囊外扩散，或有血管淋巴间隙受累者，应给予 60Gy；如果有大块残余病灶，剂量需增加至 60~70Gy。

B. 原发病灶的补充治疗：如果手术切缘阳性或

手术切缘距肿瘤边缘太近(<5mm),可给予术后外照射,剂量为40~50Gy/4~5周。术后放疗开始时间与手术间隔不宜超过6周。如仍有足够切除范围(不必行改道手术)者也可考虑补充手术治疗。对脉管癌栓、肿瘤体积大的患者术后可考虑辅助放疗,但缺乏高级别循证医学证据。

C. 术后的辅助化疗:对早期外阴鳞癌患者,手术后一般不需要化疗。但对外阴病灶较大(如>4cm)的非鳞癌(如腺癌或肉瘤)患者,术后应考虑给予3~4个疗程的联合化疗。根据病理类型酌情选择化疗方案。对腺癌可选择铂类为基础的化疗方案,对肉瘤可选择异环磷酰胺联合多柔比星方案等。因这些病例罕见,没有更多的循证医学证据。

(4)晚期外阴癌的处理:晚期外阴癌定义为肿瘤侵犯超出外阴,或者临床体检腹股沟淋巴结有明显转移表现者。对晚期患者,需要多种方法的综合治疗。与早期外阴癌的处理有所不同,对晚期病例在进行任何治疗前应先了解腹股沟淋巴结的状态,原发外阴病灶的处理应在腹股沟淋巴结切除之后进行。

1)腹股沟淋巴结的处理

A. 如果在腹股沟区未发现可疑阳性的淋巴结(体检及CT、MRI等影像学检查),应行双侧腹股沟和股淋巴结切除术。如果病理检查淋巴结阳性,术后应给予腹股沟区和盆腔区辅助放疗(参考早期外阴癌淋巴结转移的处理)。

B. 如果临床检查发现腹股沟淋巴结肿大、可疑有转移者,应先行盆腔CT检查,以确定腹股沟和盆腔淋巴结切除的范围。先切除所有增大的腹股沟淋巴结,行快速冷冻切片病理检查。对冷冻病理检查淋巴结阴性者,需进行系统的腹股沟、股淋巴结切除术,如果最后的病理检查淋巴结阳性,术后给予辅助放疗(参考早期外阴癌淋巴结转移的处理)。对冷冻病理检查或术前已明确淋巴结转移者,则建议仅切除增大的淋巴结,避免系统的淋巴结切除术,术后给予腹股沟和盆腔放疗。

C. 如果腹股沟淋巴结已固定或出现溃疡,侵犯肌肉或股血管,评估不适宜手术切除者,应取活检进行确诊,然后行放射治疗。可考虑与外阴病灶同时进行放疗。部分病例放疗后可再考虑进行淋巴结切除术。

D. 对腹股沟淋巴结阳性的患者,术后的辅助放疗宜尽早施行。

2)原发肿瘤的处理

A. 如果估计可完整切除原发肿瘤使切缘阴性,且不损伤括约肌造成大小便失禁的,可以考虑先手术切除,如外阴广泛切除或改良外阴广泛切除。病灶较大者切除术后通常需要邻近皮瓣转移或带蒂游离皮瓣移植修复创面。若手术切缘接近癌灶(<5mm),又无法再行扩大切除,术后应补充局部放疗。某些病例(如阳性切缘)可加用近距离放射治疗,但应注意避免组织坏死的出现。

B. 如果估计直接手术需行肠管造瘘或尿路改道者,可先行放疗和/或同期化疗,部分患者同期放化疗后可再行残留肿瘤或瘤床切除术。

C. 如果无法手术切除病灶,可行根治性放疗加同期化疗。放射野包括原发病灶、腹股沟及盆腔淋巴结区域。总剂量一般需 50~60Gy。对大块外阴病灶,放疗剂量需要 60~70Gy 才能达到局部控制。在放疗后密切随访 6~12 周,如仍有肿瘤残留,可考虑手术切除残留病灶。

3) 辅助化疗:化疗多作为手术或放疗的辅助治疗,也是ⅣB 期患者的治疗方法。常用的化疗方案:①顺铂:$30~40mg/m^2$,每周 1 次,5~6 次,与放疗同期进行。②联合化疗:疗程数视具体情况而定,可选择 FP 方案(5-FU + DDP)、PMB 方案(DDP + BLM + MTX)、FM 方案(5-FU+MMC)等,每 3~4 周重复。可与放疗同期进行,或在手术后、放疗后进行。

(5)复发性外阴癌的治疗:外阴浸润性鳞癌复发率为 15%~33%。外阴局部为最常见的复发部位(约占 70%)。外阴癌局部复发一般需再次行手术治疗,治疗方案及疗效取决于复发的部位和范围。

1) 近半数的复发病灶是外阴的孤立病灶,可以再次手术切除。整形外科手术技术使得复发性外阴癌特别是较大的复发病灶得以切除,肌肉皮瓣移植在复发性外阴癌的手术中已广泛应用。不能手术者行局部放疗,50~60Gy/5~6 周。如果局部皮肤反应明显,可照射 30~40Gy 后休息 2~3 周,再继续治疗。必要时可加用组织间插植放疗。

2) 阴道有浸润时,可加用阴道后装放疗。如果既往已接受足量放疗,无法接受再次放疗者,可考虑手术切除,可能需行盆腔脏器廓清术,应充分考虑切除后的重建和改道问题。

3) 腹股沟区复发的病例预后差,少有长期生存的病例。放射治疗联合手术治疗可用于腹股沟区复发的治疗,应根据以往的治疗情况来权衡利弊,个体化地选择治疗手段。

4)远处复发较难控制,有效的化疗药物为顺铂、甲氨蝶呤、环磷酰胺、博来霉素和丝裂霉素等。然而,化疗的反应率低且疗效只能维持较短时间。若化疗过程肿瘤进展或为铂类化疗后复发者,可考虑用紫杉醇、吉西他滨、拓扑替康、长春瑞滨等。靶向药物如抗血管生成药物的作用缺乏用于外阴癌的证据。

三、特殊类型的外阴肿瘤

1. **外阴黑色素瘤**(vulvar melanoma) 发病居外阴恶性肿瘤的第 2 位,恶性程度较高,较早出现远处转移,易复发。外阴黑色素瘤较皮肤黑色素瘤更多为晚期病例。对外阴色素性病变应通过活组织检查进行病理确诊。

对外阴黑色素瘤分期不采用外阴癌 FIGO 分期,应参考 Clark 分期(Clark's staging classification by levels)、Chung 分期和 Breslow 分期系统(表 1-3)。

表 1-3 外阴恶性黑色素瘤的镜下分期

Clark 分期	Chung 分期	Breslow 分期
Ⅰ 局限于表皮基底膜内	局限于表皮内	<0.76mm
Ⅱ 侵犯真皮乳头	距颗粒层≤1mm	0.76~1.50mm
Ⅲ 充满真皮乳头	距颗粒层 1.1~2mm	1.51~2.25mm
Ⅳ 侵犯真皮网状组织	距颗粒层>2mm	2.26~3.0mm
Ⅴ 侵犯皮下脂肪	侵犯皮下脂肪	>3mm

外阴黑色素瘤的治疗应重视多学科诊疗模式,包括手术、辅助全身治疗和放射治疗等。

手术原则与其他外阴恶性肿瘤相同,采用外阴局部广泛切除术,手术切缘应距离病灶至少1cm。根治性外阴切除与之相比较对改善外阴黑色素瘤的预后似乎作用不大。淋巴结切除术的意义还有争议,有研究表明选择性淋巴结切除对生存有益。参考皮肤黑色素瘤的治疗,对于病灶厚度>1mm 或者病灶有溃疡的患者,可进行 SLN 活检。

一般认为黑色素瘤对放射治疗不敏感,但对于手术切缘阳性或手术切缘不足、无法进行第二次切除的患者,可进行术后辅助放疗。对脑转移和骨转移,也可进行姑息的放疗。

黑色素瘤对化疗不敏感,化疗一般用于晚期患者的姑息治疗,但多种化疗方案未能延长生存。常用药物为达卡巴嗪(dacarbazine,DTIC)、替莫唑胺(temozolomide)等。

免疫治疗在黑色素瘤的辅助治疗中占有较为重要的地位。根治性手术后的辅助治疗应首选免疫治疗。可选用大剂量 α-干扰素(术后每天用 2 000 万 U/ml,静脉注射。4 周后改为每天 1 000 万 U/ml,皮下注射,3 次/周,共 48 周)。近年来的研究发现,免疫检查点抑制剂 PD-1 抗体和 CTLA-4 抗体治疗皮肤黑色素瘤的有效率较高,能显著延长患者的生存时间。

此外,BRAF V600 抑制剂(维莫非尼)可用于晚期 BRAF V600E 突变的黑色素瘤的治疗。维莫非尼用药后起效迅速,有效率可达 57%。显著延长患者无进展生存期(PFS)和总生存期(OS),降低死亡及进展风险。

2. 前庭大腺癌（bartholin gland cancer） 发生在前庭大腺的恶性肿瘤可以是移行细胞癌或鳞状细胞癌，也可以是发生于导管或腺体本身的腺癌，囊腺癌、腺鳞癌亦有报道。通常在已经有较长病史的前庭大腺囊肿切除后被诊断。

根治性外阴切除术和双侧腹股沟淋巴结切除一直是前庭大腺癌的标准治疗方法。早期病灶可采用一侧外阴的根治性切除术和同侧腹股沟淋巴结切除。

对于瘤体较大者，术后放疗可以减少局部复发。如果同侧腹股沟淋巴结阳性，双侧腹股沟和盆腔淋巴结区的放疗可以减少区域复发。对于腺样囊性病变，可仅行根治性局部切除术。切缘阳性或神经束膜浸润者术后辅助局部放疗。

3. 外阴佩吉特病（Paget disease） 外阴佩吉特病分为Ⅰ型和Ⅱ型两类。Ⅰ型外阴佩吉特病起源于皮肤，又可分为 3 个亚型：Ⅰa 型为原发的上皮内佩吉特病；Ⅰb 型为有潜在侵袭可能的上皮内瘤变；Ⅰc 型为皮肤附属器或外阴腺体来源的隐匿性腺癌。Ⅱ型外阴佩吉特病为非皮肤起源。

绝大多数外阴佩吉特病是上皮内病变，属 VIN 3，偶尔会表现为浸润性腺癌。该病主要发生于围绝经期或绝经后妇女。大多主诉为外阴不适和瘙痒，体检常呈湿疹样外观。确诊需活检。

上皮内佩吉特病需要进行表浅局部切除术。由于潜在的组织学改变常超过临床可见的病变范围，不易确定一个明确的手术切除范围。术后再出现症状或病灶明显时可再行手术切除。病变侵犯或扩散到尿道或肛门时，处理非常困难，可能需要激光治疗。如果是潜在腺癌,对浸润部分必须行根治性局部切除术,切缘至少离开病灶边缘 1cm。单侧病变至少应行同侧腹股沟淋巴结切除术,术后是否辅助放疗有争议。

对复发性佩吉特病的治疗仍以手术切除为主。激光治疗对肛周复发是一种好的选择。

4. 外阴肉瘤 肉瘤占外阴恶性肿瘤的 1% ~ 2%,包含了一系列异源性的肿瘤类型。平滑肌肉瘤是最常见的组织学类型,其他类型包括纤维肉瘤、神经纤维肉瘤、脂肪肉瘤、横纹肌肉瘤、血管肉瘤、上皮样肉瘤及恶性神经鞘瘤。平滑肌肉瘤常表现为肿大、疼痛的肿块,大阴唇为平滑肌肉瘤的好发区。总的 5 年生存率约为 70%。

外阴肉瘤首选的治疗为根治性局部切除术,淋巴转移并不常见。辅助性放射治疗可用于高级别肉瘤和局部复发的低级别肉瘤。

发生于外阴的上皮样肉瘤极少。然而,外阴上皮样肉瘤生物学行为比生殖器外的上皮样肉瘤具有更强的侵袭性。早期就呈局部扩张性生长、局部复发、淋巴结转移和远处转移的倾向。治疗方案为根治性肿瘤切除,并至少切除患侧腹股沟淋巴结。可辅助放射治疗,上皮样肉瘤对全身治疗不敏感。

原发于外阴的横纹肌肉瘤少见,多发生于儿童和少年。组织学亚型包括胚胎型、葡萄状和肺泡/未分化型。治疗方案为化疗(长春新碱/放线菌素 D±环磷酰胺±多柔比星),并在化疗前/后手术治疗,可辅助放射治疗。女性生殖道横纹肌肉瘤预后好,5 年生存率为 87%。

四、随访

外阴癌局部复发如能及时发现、及时治疗,预后较好。因此,长期的随访是必要的,建议随访间隔时间:①第 1 年,每 3 个月 1 次;②第 2~3 年,每 3~6 个月 1 次;③3 年后,每年 1 次。

(刘继红　黄　鹤　李玉洁

李孟达　王建六)

参 考 文 献

1. Pecorelli S.Revised FIGO staging for carcinoma of the vulva, cervix,and endometrium.Int J Gynaecol Obstet,2009,105(2): 103-104.

2. Tabbaa ZM,Gonzalez J,Sznurkowski JJ,et al.Impact of the new FIGO 2009 staging classification for vulvar cancer on prognosis and stage distribution.Gynecol Oncol,2012,127(1): 147-152.

3. Levenback CF,Ali S,Coleman RL,et al.Lymphatic mapping and sentinel lymph node biopsy in women with squamous cell carcinoma of the vulva:a gynecologic oncology group study.J Clin Oncol,2012,30(31):3786-3791.

4. Berek JS,Hacker NF.Berek & Hacker's gynecologic oncology. Philadelphia:Wolters Kluwer/Lippincott Williams & Wilkins Health.6th ed.2014.

5. Stephan Polterauer,Richard Schwameis,Christoph Grimm,et al.Lymph node ratio in inguinal lymphadenectomy for squamous cell vulvar cancer:Results from the AGO-CaRE-1 study.Gynecol Oncol,2019,153:286-291.

6. Chapman PB,Robert C,Larkin J,et al.Vemurafenib in patients with BRAF V600 mutation-positive metastatic melanoma:final overall survival results of the randomized BRIM-3 study.Annals

of Oncology,2017,28:2581-2587.

7. Caroline Robert, Antoni Ribas, Omid Hamid, et al. Durable complete response after discontinuation of pembrolizumab in patients with metastatic melanoma.J Clin Oncol,2018,36(17): 1668-1674.

第二章

阴道恶性肿瘤

阴道恶性肿瘤分为原发性及继发性两种,以继发性多见,可由邻近器官直接蔓延或经血道及淋巴道转移而来。而原发性阴道癌是最少见的妇科恶性肿瘤,仅占女性生殖器官恶性肿瘤的1%左右。原发性阴道恶性肿瘤的组织病理学,85%~95%为鳞癌,其次为腺癌(10%),阴道黑色素瘤及肉瘤等更为少见。鳞癌和黑色素瘤多见于老年妇女,腺癌好发于青春期,而内胚窦瘤和胚胎性横纹肌肉瘤则好发于婴幼儿。

一、诊断

1. **危险因素** 原发性阴道癌发病的确切原因不详,可能与下列因素有关:

(1)人乳头瘤病毒(HPV)感染:一项病例对照研究显示,在80%的阴道原位癌和60%的阴道鳞癌中可检测到HPV DNA。与外阴癌相似,年轻女性HPV感染与阴道癌发生的关系更为密切。但HPV感染与阴道上皮内瘤变(vaginal intraepithelial neoplasia,VAIN)和阴道浸润癌的关系有待进一步研究。

(2)长期阴道异物对黏膜的刺激或损伤,如使用子宫托。

（3）年轻女性发生阴道腺癌，与其母亲在妊娠期间服用雌激素有关。

（4）既往生殖道肿瘤病史，以宫颈癌病史最多见。FIGO 指南中指出，近 30% 的阴道癌患者至少 5年前有宫颈原位癌或浸润癌治疗的病史。

（5）免疫抑制剂治疗、吸烟、多个性伴侣、过早性生活及宫颈的放射治疗史，可能与阴道癌的发生有一定关系。

对有上述危险因素者，尤其是有宫颈病变的患者，应定期进行阴道涂片细胞学检查，必要时行阴道镜检查及活检。

2. 症状与体征 阴道上皮内瘤变或早期浸润癌可无明显的症状，或仅有阴道分泌物增多，或接触性阴道出血。随着病情的发展，可出现阴道排恶臭液或阴道不规则流血，以及尿频、尿急、血尿、排便困难和腰骶部疼痛等。晚期患者可出现咳嗽、咯血、气促或恶病质等。

妇科检查多可窥见和触及阴道腔内肿瘤，应仔细检查宫颈及外阴，以排除继发性阴道癌。阴道上皮内瘤变或早期浸润癌灶可仅表现为阴道黏膜糜烂充血、白斑或呈息肉状。晚期病灶多呈菜花或溃疡、浸润状，可累及全阴道、阴道旁、子宫主韧带和宫骶韧带，亦可出现膀胱阴道瘘、尿道阴道瘘或直肠阴道瘘，以及淋巴结肿大（如腹股沟、盆腔、锁骨上淋巴结的转移）和远处器官转移的表现。

3. 病理诊断 对阴道壁的明显新生物可在直视下行病理活检确诊。对阴道壁无明显新生物，但有异常表现,如充血、糜烂、弹性不好乃至僵硬者,则应行阴道细胞学检查,并借助阴道镜定位活检,注意阴道穹窿,因为部分 VAIN 患者可在该处发现隐蔽的癌灶。若肿瘤位于阴道黏膜下或软组织中,可行穿刺活检。

原发性阴道癌发病率低,在确诊本病时应严格排除继发性癌,需遵循的诊断原则为:①肿瘤原发部位在阴道,除外来自女性生殖器官或生殖器官以外肿瘤转移至阴道的可能;②如肿瘤累及宫颈阴道部,子宫颈外口区域有肿瘤时,应归于宫颈癌;③肿物局限于尿道者,应诊断为尿道癌。WHO 阴道肿瘤分类见表2-1。

表2-1 WHO 阴道肿瘤分类

上皮肿瘤

- 鳞状细胞癌及癌前病变
  - 鳞状细胞上皮内病变
    - 低级别鳞状细胞上皮内病变　　　　8077/0
    - 高级别鳞状细胞上皮内病变　　　　8077/2
  - 鳞状细胞癌,非特殊类型　　　　　　8070/3
    - 角化型　　　　　　　　　　　　8071/3
    - 非角化型　　　　　　　　　　　8072/3
    - 乳头状　　　　　　　　　　　　8052/3
    - 基底细胞样　　　　　　　　　　8083/3
    - 湿疣状　　　　　　　　　　　　8051/3
    - 疣状　　　　　　　　　　　　　8051/3
  - 良性鳞状上皮病变
    - 尖锐湿疣

续表

◆ 鳞状上皮乳头状瘤	8052/0
◆ 纤维上皮性息肉	
◆ 管状鳞状上皮息肉	8060/0
◆ 移行细胞化生	

- 腺体肿瘤

  ■ 腺癌

◆ 子宫内膜样癌	8380/3
◆ 透明细胞癌	8310/3
◆ 黏液性癌	8480/3
◆ 中肾管型腺癌	9110/3

  ■ 良性腺体病变

◆ 绒毛管状腺瘤	8263/0
◆ 绒毛状腺瘤	8261/0
◆ 米勒氏乳头状瘤	
◆ 腺病	
◆ 子宫内膜异位	
◆ 子宫颈内膜异位	
◆ 囊肿	

  ■ 其他上皮性肿瘤

◆ 混合瘤	8940/0
◆ 腺鳞癌	8560/3

续表

◆ 腺样基底细胞癌	8098/3
■ 高级别神经内分泌癌	
◆ 小细胞神经内分泌癌	8041/3
◆ 大细胞神经内分泌癌	8013/3

间叶性肿瘤

- 平滑肌瘤   8890/0
- 横纹肌瘤   8905/0
- 平滑肌肉瘤   8890/3
- 横纹肌肉瘤,非特殊类型   8900/3
  - ■ 胚胎性横纹肌肉瘤   8910/3
- 未分化肉瘤   8805/3
- 血管肌纤维母细胞瘤   8826/0
- 侵袭性血管黏液瘤   8841/0
- 肌纤维母细胞瘤   8825/0

肿瘤样病变

- 术后梭形细胞结节

混合性上皮及间叶来源的肿瘤

- 腺肉瘤   8933/3
- 癌肉瘤   8980/3

淋巴和髓系肿瘤

- 淋巴瘤
- 髓系肿瘤

续表

黑色素细胞肿瘤

● 痣

　■ 黑色素细胞痣 8720/0

　■ 蓝痣 8780/0

● 恶性黑色素瘤 8720/3

杂类肿瘤

● 生殖细胞肿瘤

　■ 成熟型畸胎瘤 9084/0

　■ 卵黄囊瘤 9071/3

● 其他

　■ 尤因肉瘤 9364/3

　■ 副神经节瘤 8693/1

继发性肿瘤

注:形态学代码采用肿瘤学疾病国际分类(ICD-O)(2013 年得到国际癌症研究所/WHO 委员会认证的 ICD-O 新编码)。生物学行为编码:良性肿瘤为/0,非特定、交界性或未确定生物学行为的为/1,原位癌及上皮内瘤变Ⅲ为/2,恶性为/3

4. 临床分期(FIGO 分期,表 2-2)。

表 2-2　阴道癌 FIGO 分期

分期	临床特征
Ⅰ 期	肿瘤局限于阴道壁
Ⅱ 期	肿瘤已累及阴道旁组织,但未达骨盆壁

续表

分期	临床特征
Ⅲ期	肿瘤扩展至骨盆壁
Ⅳ期	肿瘤范围超出真骨盆腔,或侵犯膀胱黏膜或直肠黏膜,但黏膜泡状水肿不列入此期
ⅣA期	肿瘤侵犯膀胱和(或)直肠黏膜,和(或)直接蔓延超出真骨盆
ⅣB期	肿瘤转移到远处器官

二、治疗

1. **治疗原则** 由于解剖上阴道膀胱间隔及阴道直肠间隔厚度仅 5mm 左右,使手术及放疗均有一定困难,特别是对以前有盆腔放疗史的患者。本病发病率低,患者应集中到有经验的肿瘤中心进行治疗。对阴道癌的治疗强调个体化,根据患者的年龄、病变的分期和阴道受累部位制订治疗方案。

总的原则,阴道上段癌可参照宫颈癌的治疗,阴道下段癌可参考外阴癌的治疗。

2. **阴道上皮内瘤变(VAIN)的治疗**

(1)观察随访:对阴道 HPV 感染或 VAIN 1 级的患者一般不需给予特殊治疗,此类病变多能自行消退。

(2)局部药物治疗:用 5-FU 软膏或 5% 咪喹莫特软膏涂于阴道病灶表面,每周 1~2 次,连续5~6 次为一个疗程,不良反应小。对病变范围大者,为避免广泛手术切除,首先应考虑局部应用药物治疗。

(3)CO_2 激光治疗:对 VAIN 有很好的疗效,也适用于局部药物治疗失败的病例。一项近期研究表明,阴道高级别上皮内瘤变初治时用激光治疗可以降低发生新的复发灶的风险。

(4)放射治疗:对年老、体弱、无性生活要求的VAIN 3患者,可采用腔内放射治疗。

(5)电环切除或手术切除治疗:对单个病灶可采用局部或部分阴道切除术,尤其是位于穹窿部的病灶。病灶广泛或多发者,可采用全阴道切除术,并行人工阴道重建。

3. 阴道浸润癌的治疗

(1)放射治疗:放射治疗适用于Ⅰ~Ⅳ期所有的病例,是大多数阴道癌患者首选的治疗方法。早期患者可行单纯放疗,晚期患者可行放疗加化疗。同期放、化疗在阴道癌中研究仍较少,近期部分研究表明同期放、化疗效优于单纯放疗。

1)病灶表浅的Ⅰ期患者可单用腔内放疗。

2)对大病灶及Ⅲ期患者,可以先行盆腔外照射50Gy,然后加腔内放疗,总剂量不少于70Gy。有条件者推荐用适形调强放疗。

3)病灶累及阴道下1/3者,可用组织间(interstitial)插植放疗,并评估腹股沟淋巴结情况,包括影像学和手术切除淋巴结病理评估。前哨淋巴结在阴道癌的研究甚少,其价值尚不明确。淋巴结有转移者,腹股沟区要进行放射治疗。

4)年轻患者在根治性放疗前可行腹腔镜下双侧卵巢移位,同时全面探查盆腹腔,切除肿大、可疑的淋巴结。

5)手术治疗后,若病理提示手术切缘阳性、盆腔淋巴结或腹主动脉旁淋巴结阳性,或脉管内有癌栓者,应补充术后放疗,根据具体情况选择外照射和/或腔内放疗。

（2）手术治疗:由于阴道浸润癌与周围器官的间隙小,如保留其周围的器官(膀胱、尿道和直肠),切除肿瘤周围组织的安全范围很小,很难达到根治性切除的目的。因此,阴道浸润癌手术治疗的应用受到限制。以下情况可考虑选择手术:

1）对病灶位于阴道上段的 I 期患者,可行广泛全子宫和阴道上段切除术,阴道切缘距病灶至少1cm,并行盆腔淋巴结切除术。如果以前已切除子宫,行阴道上段广泛切除术和盆腔淋巴结切除术。

2）对病灶位于阴道下段的 I 期患者,可行阴道大部分切除术,应考虑行腹股沟淋巴结切除,必要时切除部分尿道和部分外阴,并行阴道中、下段成形术。

3）如癌灶位于阴道中段或多中心发生者,可考虑行全子宫、全阴道切除及腹股沟和盆腔淋巴结清扫术,但手术创伤大,对这种病例临床上多选择放射治疗。

4）对ⅣA 期及放疗后中央型复发患者,尤其是出现直肠阴道瘘或膀胱阴道瘘者,可行前盆、后盆或全盆脏器廓清术,以及盆腔和/或腹股沟淋巴结清扫术。

（3）辅助化疗:这方面的研究报道很少,辅助化疗的作用有待评价。对阴道非鳞癌患者,在根治性放疗或手术后可考虑给予 4~6 个疗程的联合化疗,可能有助于减少复发,特别是局部病灶较大时。

三、特殊类型的阴道恶性肿瘤

1. **阴道黑色素瘤** 阴道黑色素瘤非常少见,

大多数发生在阴道远端的前壁,多为深部浸润,易发生远处转移,预后极差,5 年生存率仅 5%~21%。根治性手术切除(包括全阴道切除,和/或盆腔脏器廓清术)是主要的治疗方法,对早期小病灶病例也可行较为保守的肿瘤局部广泛切除术,生存率似无差别。术后通常需行辅助放疗。化疗的作用十分有限。术后应用大剂量干扰素可能有助于改善预后。

近年来,PD-1 抗体和 CTL-4 抗体用于皮肤黑色素瘤的治疗取得良好的疗效,但阴道黑色素瘤属于黏膜型黑色素瘤,其疗效尚需进一步研究。

2. 阴道胚胎性横纹肌肉瘤(葡萄状肉瘤) 阴道葡萄状肉瘤是来源于横纹肌母细胞的高度恶性肿瘤,常见于婴幼儿。临床表现为阴道排液、出血或阴道口肿物。

近来,主张对阴道葡萄状肉瘤进行较为保守的手术,而强调进行术前或术后的辅助放、化疗,因为患者接受广泛手术切除后的生存并不理想。如果病灶较小能完整切除,并能保全器官,可先行手术治疗。若肿瘤较大,可在术前给予化疗或放疗。化疗多选用 VAC 方案(长春新碱+放线菌素+环磷酰胺)。放射野不宜扩大,因为放疗会严重影响骨盆的发育。

四、随访

建议随访间隔时间:①第 1 年,每 3 个月 1 次;②第 2~3 年,每 3~6 个月 1 次;③3 年后,每年 1 次。

(刘继红 黄 鹤 李玉洁
李孟达 王建六 杨佳欣)

参 考 文 献

1. Hiniker SM, Roux A, Murphy JD, et al. Primary squamous cell carcinoma of the vagina: prognostic factors, treatment patterns, and outcomes. Gynecol Oncol, 2013, 131(2): 380-385.

2. Rajagopalan MS, Xu KM, Lin JF, et al. Adoption and impact of concurrent chemoradiation therapy for vaginal cancer: a National Cancer Data Base (NCDB) study. Gynecol Oncol, 2014, 135(3): 495-502.

3. Giorgio Bogani, Antonino Ditto, Stefano Ferla, et al. Treatment modalities for recurrent high-grade vaginal intraepithelial neoplasia. J Gynecol Oncol, 2019, 30(2): e20.

第三章

子宫颈上皮内病变与子宫颈癌

子宫颈癌是常见的妇科恶性肿瘤之一,发病率在我国女性生殖道恶性肿瘤中居第一位。世界上每年约有50万的子宫颈癌新发病例,其中80%的病例发生在发展中国家。我国每年有新发病例约13.15万,接近世界子宫颈癌新发病例总数的1/3。流行病学资料显示,已建立筛查系统的国家子宫颈浸润癌的发病率和死亡率已经大幅度下降。我国子宫颈癌的死亡率从20世纪70年代到90年代下降了约69%,但近20年来子宫颈癌发病又有增高趋势,并呈发病年轻化。另外,子宫颈腺癌的占比也呈上升趋势,过去鳞癌占90%以上,腺癌和非鳞癌不足10%;现在鳞癌占75%,腺癌占25%。由于患者年龄和病理类型的变化,以及子宫颈上皮内病变(cervical intraepithelial lesion)诊断率的增加,治疗方案的选择对预后有很大的影响,因此对子宫颈癌及子宫颈上皮内病变的诊治提出了新问题。

一、子宫颈上皮内病变

子宫颈上皮内病变分为低级别鳞状上皮内病变(low-grade squamous intraepithelial lesion,LSIL)、高

级别鳞状上皮内病变(high-grade squamous intraepi-thelial lesion,HSIL)和原位腺癌(adenocarcinoma in situ,AIS)。LSIL包括轻度不典型增生、扁平湿疣等,大部分可自然消退。HSIL包括中度不典型增生、重度不典型增生和原位癌,具有恶性转化风险。

1. 子宫颈上皮内病变诊断程序 采用三阶梯诊断流程,包括:①子宫颈/阴道细胞病理学和/或HPV检测;②阴道镜检查;③组织病理学诊断。

(1)子宫颈阴道细胞学:不论采用传统的巴氏制片还是液基薄层制片,建议采用子宫颈/阴道细胞病理学诊断的TBS(the Bethesda system)报告系统。

1)细胞学诊断总体分类:未见上皮内病变细胞或恶性细胞(negative for intraepithelial lesion or malignancy,NILM)、其他细胞(子宫内膜细胞出现在40岁以后妇女涂片中要报告)和上皮细胞异常。

上皮细胞异常包括鳞状上皮细胞异常和腺上皮细胞异常。其中鳞状细胞异常包括:①非典型鳞状细胞(atypical squamous cells,ASC):又包括无明确诊断意义的非典型鳞状细胞(atypical squamous cells of undetermined significance,ASC-US)和非典型鳞状细胞不除外高度鳞状上皮内病变(atypical squamous cells cannot exclude high-grade squamous intraepithelial lesion, ASC-H);②鳞状上皮内低度病变(low-grade squamous intraepithelial lesion,LSIL),包括核周挖空细胞或CIN 1;③鳞状上皮内高度病变(high-grade squamous intraepithelial lesion,HSIL),包括CIN 2和CIN 3;④鳞状细胞癌(squamous cell carcinoma,SCC)。

腺细胞异常:①非典型腺细胞(atypical glandular cells,AGC):包括非典型颈管腺细胞和非典型子宫内膜腺细胞以及无其他具体指定;②非典型腺细胞倾向瘤变(AGC-FN);③子宫颈管原位腺癌;④腺癌(子宫颈管、子宫内膜、子宫以外、其他)。

2)细胞学异常处理:①对 ASC-US,可直接行阴道镜检查或6~12个月后复查细胞学或采取 HPV 检测进行分层处理,若 HPV 阳性,推荐转诊阴道镜检查;若 HPV 阴性,可于6~12个月后复查细胞学。②对ASC-H 及 LSIL,推荐转诊阴道镜检查及可疑病灶处活检。③对于 HSIL,推荐转诊阴道镜检查及可疑病灶处活检。④对非典型腺细胞(AGC),推荐 HPV 检测、阴道镜和子宫颈管检查及子宫内膜检查。

(2)HPV 检测:①适用于25岁及以上女性(已婚或未婚但有性生活)。②HPV 16/18 型阳性,无论细胞学结果如何均建议转诊阴道镜。其他高危型别阳性,结合细胞学检查,细胞学≥ASC-US,转诊阴道镜;细胞学正常,12个月后随访。③HPV 检测也可以作为宫颈病变治疗后随诊的重要方法。

(3)阴道镜检查:在阴道镜的指导下,对所有可疑癌前期病变区取活检组织学标本。子宫颈表层泛白上皮、点状血管和镶嵌为 CIN 最常见的阴道镜异常"三联症"图像。在不具备阴道镜的条件下,也可以开展子宫颈的肉眼观察,即涂醋酸后或碘液后的肉眼观察(VIA/VILI),在可疑病变部位,即有醋涂染泛白上皮或碘不着色处取多点活检,进行组织病理学检查。

(4)组织病理学诊断

1)子宫颈活检及颈管内膜刮取术(endocervical

curettage,ECC):子宫颈活检是确诊上皮内病变的可靠方法。当细胞学为非典型腺细胞或原位腺癌,或细胞学异常而阴道镜检查阴性或为不充分的阴道镜检查,应常规行 ECC。绝经前后的妇女宫颈萎缩或光滑时,ECC 更有意义。

2)子宫颈锥切术:包括子宫颈环形电切术(LEEP)和冷刀锥切术。其适应证为:①宫颈细胞学多次诊断 HSIL,阴道镜检查阴性或不满意或镜下活检阴性,子宫颈管刮除术阴性;②子宫颈细胞学诊断较阴道镜下活检诊断病变级别高,或提示可疑浸润癌;③阴道镜下活检诊断 HSIL;④子宫颈细胞学提示腺上皮异常倾向瘤变,或更高级别诊断者,无论 ECC 结果如何;⑤阴道镜检查或镜下活检怀疑早期浸润癌或怀疑子宫颈原位腺癌。

2. 子宫颈上皮内病变的处理

(1)LSIL 的处理:大部分 LSIL 可以自然消退,推荐观察随访。对细胞学为 ASC-H 或 HSIL 者,可于 1 年后细胞学和 HPV 联合检测,或行诊断性锥切,或对细胞学、阴道镜及组织学诊断重新评估后决定。对 21~24 岁年轻女性,其子宫颈癌风险较低,管理可相对保守。对于妊娠期 LSIL,推荐观察至分娩后,不做处理。LSIL 的随访,建议 1 年后联合检测,若为≥ASCUS 或 HPV 阳性,转诊阴道镜,否则继续随访。

(2)HSIL 的处理:推荐子宫颈锥形切除术(包括冷刀锥切术和 LEEP 术),对于阴道镜检查充分者,也可采用转化区消融术,但术前必须排除浸润癌。经子宫颈锥形切除术确诊,年龄较大、无生育要求且合并有妇科良性疾病有手术指征,或治疗后复发、无法再行锥切术者,也可行全子宫切除术。对 21~24 岁年轻女性,如果阴道镜检查充分,可以接受治疗或随访;当确定为 CIN2 者,首选随访观察;当确定为 CIN3 或阴道镜检查不充分时,首选治疗。妊娠期 HSIL,如果没有浸润癌证据,可每 10~12 周复查细胞学或者阴道镜检查,产后 6~8 周复查。只有怀疑浸润癌时,才考虑锥切术。HSIL 术后每 3~6 个月进行宫颈细胞学和/或 HPV 检测,连续 3 次正常后,可选择每年 1 次的细胞学和/或 HPV,随访时任一项阳性均建议行阴道镜检查,发现组织学确诊为 HSIL 的病变,建议行重复切除,不能重复锥切者可考虑行全子宫切除术。

注:以上 CIN 处理修改的依据是 ASCCP 指南。

(马 丁 郭瑞霞 曲芃芃 王丹波 陈 刚)

二、子宫颈浸润癌

1. 子宫颈癌的临床诊断

(1)病史:包括有无子宫颈上皮内病变的病史,是否治疗过、治疗方法及效果如何;有无性传播疾病;性伴侣数;性生活开始的年龄;孕产次和时间;有无吸烟史等。

(2)临床表现

1)早期无症状:无论是 CIN 还是早期子宫颈癌患者,一般无明显症状。

2)阴道出血:常为接触性出血,多见于性交后出血。早期出血量一般较少,中、晚期病灶较大时,出血量多,甚至表现为大出血。年轻患者也有表现为经期延长、周期缩短、经量增多等。绝经后妇女表现为绝经后出血等。

3)白带增多:白带呈白色或血性,稀薄似水样、米汤水样,有腥臭味。晚期可继发感染,白带呈脓性伴恶臭。

4)晚期症状:根据病灶范围、累及的脏器而出现一系列症状,如腰骶疼痛、尿频、尿急、血尿、肛门坠胀、大便秘结、里急后重、便血、下肢水肿和疼痛等。严重者导致输尿管梗阻、肾盂积水,最后导致尿毒症等。

5)恶病质:疾病后期患者出现消瘦、贫血、发热和全身各脏器衰竭的表现等。

(3)妇科检查

1)子宫颈:增生呈糜烂状,也可见癌灶呈菜花状,组织质脆,触之易出血、结节状、溃疡或空洞形成。子宫颈腺癌患者子宫颈粗大,但外观光滑呈桶状,质地坚硬。

2)子宫体:一般大小正常。

3)子宫旁组织:癌组织沿宫颈旁组织浸润至主韧带、子宫骶骨韧带,随着病变的进展可使其增厚、挛缩,呈结节状、质硬、不规则,形成团块状伸向盆壁或到达盆壁并固定。

4)阴道和穹窿部:肉眼可见所侵犯阴道穹窿变浅或消失,触之癌灶组织增厚、质脆硬,缺乏弹性,易接触性出血等。

(4)辅助检查

1)以下情况可考虑行诊断性宫颈锥切术:①当子宫颈脱落细胞学多次检查为≥HSIL,而子宫颈阴道镜多点活检为阴性;②活检为HSIL,但临床不能排除浸润癌时;③早期浸润癌但不能确定浸润范围。

2)其他检查:全血细胞计数,血红蛋白,血小板计数,肝、肾功能检查,胸部 X 线检查。必要时须进行静脉肾盂造影、膀胱镜及直肠镜检查。视情况可行 MRI、CT、PET-CT 等检查。

3)组织病理学检查:这是确诊子宫颈癌的金标准,早期病例最好在阴道镜指导下取活检。

4)有报道在 IB2 期子宫颈癌患者中,近 2%左右伴有膀胱浆膜层累及,甚至到黏膜层,因此,IB2 期及以上患者术前可行麻醉下膀胱镜检查,避免造成漏诊或者不必要的再次手术。

2. 子宫颈癌的组织病理学诊断

(1)病理诊断内容应包括:①组织学类型;②肿瘤大小;③宫颈间质浸润深度;④淋巴血管间隙是否受累(LVSI);⑤淋巴结转移;⑥手术切缘的情况;⑦宫旁浸润。

微小浸润癌的诊断依据必须是子宫颈锥切或子宫切除标本的病理检查。

(2)组织病理学类型:2014 年 WHO 将子宫颈癌重新分类,除对以往的主要类别名称进行修订外,还增加了部分新的类型,宫颈上皮性癌主要归纳为四大类:①鳞状细胞癌(squamous cell carcinomas):包括角化型、非角化型、基底细胞样癌和鳞状移行细胞癌;②腺癌(adenocarcinomas):包括内生型宫颈腺癌、黏液性癌、浆液性癌、中肾管癌、透明细胞癌和腺癌混合神经内分泌癌;③其他类型的上皮癌(other epithelial carcinomas):包括腺鳞癌、毛玻璃样细胞癌、腺样基底细胞癌和未分化癌;④神经内分泌癌(neuroendocrine carcinomas):又分为低级别神经内分泌癌(low-grade neuroendocrine carcinomas)和高级别神经内分泌癌(high-grade neuroendocrine carcinomas),前者包括类癌和非典型类癌;后者包括小细胞神经内分泌癌和大细胞神经内分泌癌。此外,宫颈非上皮性恶性肿瘤还包括腺肉瘤(adenosarcoma)、癌肉瘤(carcinosarcoma)、恶性黑色素瘤(malignant melanoma)、卵黄囊瘤(yolk sac tumour)、淋巴瘤(lymphomas)、髓样瘤(myeloid neoplasms)和转移性肿瘤(secondary tumour)。

(3)组织病理学分级(G):GX——分级无法评估;G1——高分化;G2——中分化;G3——低分化或未分化。

3. 肿瘤分期 2018年10月,FIGO更新了宫颈癌分期系统,首次提出病理学结果及影像学检查参与分期标准,既往宫颈癌临床分期首次向手术病理分期转变。分期具体见表3-1。

表3-1　FIGO子宫颈癌分期(2018)

FIGO分期	临床特征
Ⅰ期	子宫颈癌局限在子宫颈(扩展至宫体将被忽略)
ⅠA	镜下浸润癌,浸润深度<5mm
ⅠA1	间质浸润深度<3mm
ⅠA2	间质浸润深度≥3mm,<5mm
ⅠB	癌灶局限于子宫颈,镜下最大浸润深度≥5mm
ⅠB1	浸润深度≥5mm,最大径线<2cm
ⅠB2	最大径线≥2cm,<4cm
ⅠB3	最大径线≥4cm

续表

FIGO 分期			临床特征
II 期			肿瘤超越子宫颈,但未达骨盆壁或未达阴道下 1/3
	II A		侵犯上 2/3 阴道,无宫旁浸润
		II A1	肉眼可见癌灶最大径线<4cm
		II A2	肉眼可见癌灶最大径线≥4cm
	II B		有明显宫旁浸润,但未达到盆壁
III 期			肿瘤扩展到骨盆壁和/或累及阴道下 1/3 和/或引起肾盂积水或肾无功能和/或累及盆腔和/或腹主动脉旁淋巴结
	III A		肿瘤累及阴道下 1/3,没有扩展到骨盆壁
	III B		肿瘤扩展到骨盆壁和/或引起肾盂积水或肾无功能
	III C		不论肿瘤大小和扩散程度,累及盆腔和/或主动脉旁淋巴结[注明 r(影像学)或 p(病理)证明]
		III C1	仅累及盆腔淋巴结
		III C2	主动脉旁淋巴结转移
IV 期			肿瘤超出了真骨盆范围(泡状水肿不分为 IV 期),或侵犯膀胱和/或直肠黏膜(活检证实)
	IV A		肿瘤侵犯邻近的盆腔器官
	IV B		远处转移

三、子宫颈癌的治疗

早期子宫颈癌首选手术治疗,局部晚期(ⅠB3 和ⅡA2 期)病例因肿瘤包块较大,可根据实际情况采用同步放化疗或者手术治疗,中晚期(ⅡB 期及以上)病例的治疗首选同步放化疗。

1. 子宫颈癌的手术治疗 子宫颈癌的手术治疗根据分期进行分层处理。

(1)手术范围:子宫颈癌的分期是以宫颈原发癌灶对宫旁主、骶韧带和阴道的侵犯而确定的,因此子宫颈癌根治性手术是按切除宫旁主、骶韧带的宽度和阴道的长度来分类的。

子宫颈癌手术的范围包括:子宫体、子宫颈及骶、主韧带,阴道上段和盆腔淋巴结,以及选择性主动脉旁淋巴结切除或取样等。

盆腔淋巴结切除的手术范围:双侧髂总淋巴结,髂外、髂内淋巴结,闭孔淋巴结。如果髂总淋巴结阳性或ⅠB2 期及以上病例,需进行腹主动脉旁淋巴结切除或取样。腹主动脉旁淋巴结切除一般在肠系膜下动脉(IMA)水平,若是需要更广范围的切除,需要根据临床和影像学结果来决定。

(2)子宫颈癌子宫切除的手术类型:按照 QM 分型,见表 3-2。

(3)手术治疗原则:术前诊断肿瘤局限于子宫颈或仅累及阴道上段者行根治性手术;术前诊断肿瘤已累及宫旁或阴道下段或远处转移者,行放射治疗及同步化疗。对绝经前的早期患者,如卵巢正常,可保留双侧卵巢。估计术后需要放疗的患者,应将保

表 3-2 子宫颈癌子宫切除的手术类型

项目	子宫切除术类型			宫颈切除类型	
	单纯子宫切除术（Ⅰ型）	改良广泛性子宫切除术（Ⅱ型）	广泛性子宫切除术（Ⅲ型）	单纯子宫颈切除术	广泛性子宫颈切除术
适应证	ⅠA1 期	ⅠA1 期伴脉管浸润和ⅠA2 期	ⅠB1~2 期和选择性Ⅱ A 期	HSIL 和ⅠA1 期	ⅠA2 期和ⅠB1 期鳞癌病灶直径<2cm
目的	治疗微小浸润	治疗小病灶	治疗大病灶	治疗微小浸润并保留生育功能	治疗选择性ⅠB1 和ⅠA2 期并保留生育功能
子宫体	切除	切除	切除	保留	保留
卵巢	选择性切除	选择性切除	选择性切除	保留	保留
子宫颈	切除	切除	切除	切除	切除
阴道上段	不切除	切除 1~2cm	切除阴道 1/4~1/3	不切除	切除阴道 1/4~1/3
输尿管	未涉及	打开输尿管隧道	打开输尿管隧道	未涉及	打开输尿管隧道

续表

项目	子宫切除术类型			宫颈切除术类型		
	单纯子宫切除术（Ⅰ型）	改良广泛性子宫切除术（Ⅱ型）	广泛性子宫切除术（Ⅲ型）	单纯子宫颈切除术	广泛性子宫颈切除术	
主韧带	贴近子宫及宫颈旁切断	输尿管进入阔韧带处切断	盆壁处切断	宫颈旁切断	盆壁处切断	
宫骶韧带	宫颈旁切断	部分切除	紧贴骶骨切断	宫颈旁切断	紧贴骶骨切断	
膀胱	分离至宫颈外口	分离至阴道上段	分离至阴道中段下	分离至宫颈外口	分离至阴道中段下	
直肠	未涉及	分离至宫颈下	分离至阴道中段下	未涉及	分离至阴道中段下	

留的卵巢移位至结肠旁沟固定并用银夹标记,使卵巢离开放疗照射野以保留卵巢功能;估计术后不需放疗者,卵巢可固定在盆腔的生理位置,以减少移位对卵巢功能的影响。考虑到保护膀胱功能可选用保留盆腔内脏神经的术式。如果阴道切除 3cm 以上,可做阴道延长术。

(4)手术方式选择:经腹广泛性子宫切除是经典的手术方式。腹腔镜或机器人辅助的腹腔镜方式近年来也广泛应用于子宫颈癌手术。近期有随机对照研究显示,子宫颈癌患者经腹腔镜手术的生存结局显著劣于开腹手术。因此,在获得更多高级别证据前,子宫颈癌手术方式的选择需要谨慎,要尊重患者意愿,术前需将不同手术方式的风险和益处明确告知患者。在行腹腔镜或者机器人手术时,需遵守无瘤原则,具体措施包括但不限于:慎用或者不用举宫杯等挤压式举宫器;切断阴道前使用套扎环或在阴道口外离断阴道。

2. 各期子宫颈癌的治疗方案　2018 年 FIGO 分期将淋巴结转移分为ⅢC 期,其中由影像学检查发现的淋巴结转移为ⅢCr 期,但以下所指的各期子宫颈癌均为针对盆腔病变的治疗前诊断,未考虑影像学对淋巴结检查的结果。若治疗前检查肿瘤局限于子宫颈或仅累及阴道上段(即原分期ⅠA~ⅡA 期),不管影像学提示是否淋巴结转移,均可手术,术后根据病理检查,决定是否辅助治疗。若治疗前检查有宫旁、阴道下段或远处转移(即原分期ⅡB 期及以上),选择放疗、放化疗或化疗,并根据淋巴结转移范围决定放射野。

（1）微小浸润癌

1）ⅠA1 期：无淋巴脉管间隙浸润且没有生育要求者可行筋膜外全子宫切除术（Ⅰ型子宫切除手术）；如果患者有生育要求，可行宫颈锥切术（切缘需为阴性，即切缘无浸润性病变或 HSIL，切缘至少有 3mm 的阴性距离），推荐冷刀锥切术，也可采用环形电切术（LEEP），但均应尽量整块切除，保持标本完整性，以有利于对锥切边缘状态进行病理评估。采用 LEEP 术应小心操作以减少电器械对组织边缘的影响。切除组织的形状与深度需与病灶大小、形状和病变部位相适应。术后 3 个月、6 个月随访追踪宫颈细胞学检查。如果这两次宫颈细胞学检查均阴性，以后每年进行 1 次宫颈细胞学检查。也可结合 HPV 检测随访。若淋巴管、脉管受侵犯，有生育要求者可行子宫颈锥切和腹腔镜下盆腔淋巴结切除或前哨淋巴结绘图活检；无生育要求者可行改良广泛性子宫切除术和盆腔淋巴结切除或前哨淋巴结绘图活检。

若锥切术后切缘为阳性，需区别切缘的病理性质。切缘为 HLSL 者建议行筋膜外全子宫切除术；切缘为癌者，建议直接行改良根治性子宫切除加盆腔淋巴结切除术。也可再次行锥切手术，确定浸润深度后选择进一步处理方案。

2）ⅠA2 期：ⅠA2 期子宫颈癌有潜在的淋巴结转移率，可行广泛性子宫切除术（Ⅱ型或Ⅲ型）和盆腔淋巴结切除术。要求保留生育功能者，可选择子宫颈锥切术或广泛性子宫颈切除术和盆腔淋巴结切除术±主动脉旁淋巴结取样（淋巴结需为阴性）。切缘阳性者，再次锥切或者行广泛性子宫颈切除术。不宜手术者可行腔内和体外放疗。

（2）浸润癌

1）ⅠB1、ⅠB2 和ⅡA1 期：①采用手术或放疗，预后均良好。②标准的手术治疗方法是根治广泛性子宫切除术（Ⅲ型子宫切除术）和盆腔淋巴结切除术。如果髂总淋巴结阳性，或腹主动脉旁淋巴结增大或可疑阳性，可以行腹主动脉旁淋巴结切除术。绝经前如双侧卵巢正常，可保留双侧卵巢。ⅠB1 期希望保留生育者，可行广泛性子宫颈切除术。建议先行盆腔淋巴结切除术并送冷冻切片，阴性者再行广泛性子宫颈切除术；或者行盆腔淋巴结切除，待一周内常规病理检查结果显示淋巴结阴性后再行广泛性子宫颈切除术。③放射治疗：标准放射治疗方案是盆腔外照射加腔内近距离放疗及同步化疗。④手术后辅助治疗：术后有复发高危因素者可采用辅助放疗或同步放化疗（见第九章"妇科恶性肿瘤的放射治疗"），这些高危因素包括宫旁阳性或者手术切缘阳性，淋巴脉管浸润与宫颈外 1/3 间质浸润。

2）ⅠB3 和ⅡA2 期：因为肿瘤包块较大，复发风险较高及术后需要补充放疗的可能性更大。包含高危因素的患者手术后全盆腔放疗可以降低局部复发率，提高无进展生存时间。

治疗方法根据资源可获得性、肿瘤相关或者患者相关因素来决定。①盆腔放疗+含顺铂的同步化疗+近距离放疗（A 点剂量≥85Gy）（1 类证据）；②广泛性子宫切除术+盆腔淋巴结切除术±腹主动脉旁淋巴结切除术（2B 类证据）；③盆腔放疗+含顺铂的同步化疗+近距离放疗+辅助性子宫全切术（3 类证据，有较大争议）。

FIGO 指南还建议，可考虑新辅助化疗+根治性子宫切除+盆腔及腹主动脉旁淋巴结切除，但同时指出，对预后改善的结论有待验证，而且新辅助化疗可能通过掩盖病理学结果，从而影响术后对辅助放疗/同期放化疗指征的评估。

同步放化疗（concurrent chemotherapy and radiotherapy，CCR），即在放疗的同时应用以铂类为基础的化疗。应用较多的药物有顺铂（DDP）或 DDP+5-FU等。最常用是盆腔外照射加腔内近距离放疗，联合顺铂（DDP）周疗。髂总或主动脉旁淋巴结阳性者，应扩大放疗野。

放射治疗的方案及技术详见第九章"妇科恶性肿瘤的放射治疗"。

国内正在开展早期子宫颈癌术后辅助化疗代替术后同步放化疗的大规模多中心临床研究，对于存在危险病理因素的ⅠB期~ⅡA期子宫颈癌患者，术后采用紫杉醇+顺铂的化疗方案 3~6 个疗程，对比同步放化疗。结果显示，早期子宫颈癌患者术后辅助化疗效果不劣于术后同步放化疗。对年轻保留卵巢的患者，化疗可以最大限度地保留卵巢功能，获得更好的生活质量。

3）ⅡB期及以上的病例通常不采用手术治疗。部分ⅡB期病例可以在新辅助化疗后进行广泛性子宫切除术，但结论有待验证。推荐的治疗方案为放化疗。

4）复发子宫颈癌：规范手术治疗后 1 年，放疗后6 个月出现新的病灶为复发，短于上述时间为未控。

复发的诊断必须有病理诊断,影像学检查可作为参考。80%的复发发生在术后2年内,主要的复发部位是盆腔。巨块型原发肿瘤患者,发生盆腔复发或盆腔病灶持续存在的概率比远处转移明显增加。

子宫颈癌治疗后复发患者的治疗方案应该根据患者的健康状况、复发和/或转移部位、转移的范围以及首次治疗措施来定。应由妇科肿瘤专家、放疗和化疗专家、专科护士、造口师、心理学家等组成的治疗团队为患者制订全面的综合治疗方案,家人的配合也非常重要。

A. 局部/区域复发的患者,应考虑手术和/或放疗能否给予有效治疗。无放疗史或既往放疗部位之外的复发灶能手术切除的,考虑手术切除±辅助放化疗或放疗;部分复发患者或形成膀胱瘘或直肠瘘但未侵及盆壁者,可以选择盆腔脏器廓清术,V型根治性子宫切除术;或可选择针对肿瘤的放疗+同步化疗±近距离放疗,放疗剂量和区域应该按照不同疾病范围而制订。

B. 放疗后中心性复发。a. 一些复发病灶直径≤2cm局限于子宫的患者可考虑根治性子宫切除术;或近距离放疗。b. 中央型复发侵犯膀胱和/或直肠,没有腹腔内或骨盆外扩散的证据,在盆壁与肿瘤间有可以切除空间的患者,适合做盆腔脏器廓清术。c. 如单侧下肢水肿、坐骨神经痛和输尿管阻塞症状,则表示存在不能切除的盆壁浸润,可做肾盂造瘘术和给予姑息治疗。而放疗后非中心性复发者,可考虑肿瘤切除并对切缘邻近肿瘤或切缘阳性者给予术中放疗,或针对肿瘤局部的放疗±化疗,或铂类为基础的联合化疗。

C. 远处转移患者,可手术切除者可行手术切除±术中放疗或术后放化疗;或针对肿瘤局部的放疗+同步化疗;或化疗;多灶或无法切除者予化疗或支持治疗。

D. 子宫颈癌的靶向治疗。肿瘤靶向治疗是当前肿瘤治疗的热点。首个抗血管生成靶向药物贝伐珠单抗——靶向 VEGF 的人源化 IgG1 型单克隆抗体,可单药或联合化疗用于持续、复发和转移性宫颈癌的治疗。肿瘤免疫治疗 PD-1 和 PD-L1 抑制剂帕姆单抗,已在 2017 年 5 月被美国 FDA 批准可用于任何成人和儿童不可切除或转移的 MSI-H/dMMR 实体肿瘤的一线治疗。帕姆单抗可用于 PD-L1 阳性或 MSI-H/dMMR 复发转移子宫颈癌患者的二线治疗。

3. 子宫颈癌治疗的几种特殊情况

(1)年轻患者保留生育功能:对于年轻未生育患者,早期子宫颈癌(肿瘤≤2cm)可采用保留生育功能的手术。手术的方法有子宫颈锥切术和广泛性子宫颈切除术加盆腔淋巴结切除术。锥切术的适应证是 Ⅰ A1 期。广泛性子宫颈切除术的适应证要求符合下列条件:①鳞癌、腺癌、腺鳞癌;②IA1 期伴 LVSI,或IA2~IB2 期;③无宫颈外转移证据;④年龄<45 岁;⑤有保留生育功能愿望。手术时需重视功能重建问题。子宫颈锥切术时应注意切除标本的完整性,切缘距病变至少 3mm,切缘需为阴性,即切缘无浸润性病变或 HSIL;如切缘阳性,可重复锥切活检或行广泛性子宫颈切除术。完成生育后,如患者持续 HPV 感染或持续宫颈细胞学异常,应进一步

诊治。

（2）意外发现的子宫颈癌：指术前诊断为子宫良性病变而做了简单子宫切除术，术后病理发现有子宫颈癌；更多的情况是术前宫颈活检诊断为 HSIL，没有经锥切确诊直接做了简单子宫切除术，术后病理发现为宫颈浸润癌。

对于这些病例需作进一步的处理，先做盆腔和腹部 CT 或 MRI 扫描和胸部 X 线检查，如有必要行全身检查（如 PET-CT）来估计疾病的范围。若无全身其他部位的转移，按肿瘤的浸润深度和扩散范围进行相应的处理：

1）ⅠA1 期：无淋巴脉管浸润，不需进一步处理，可严密观察随诊。

2）ⅠA1 期有淋巴脉管浸润、ⅠA2 期及ⅠA2 期以上：若切缘阴性且影像检查未见残存肿瘤，可选择盆腔体外及腔内放疗±同步化疗，或者行根治性宫旁组织切除+阴道上段切除术+盆腔淋巴结切除术±腹主动脉旁淋巴结取样术。术后淋巴结阴性且无残余病灶者可以观察；术后淋巴结或切缘或宫旁阳性者建议盆腔外照射±含顺铂的同期化疗。

若切缘阳性或肉眼可见残留灶，但影像学检查提示无淋巴结转移，予盆腔体外照射，加同步化疗；如阴道切缘阳性则根据具体情况加腔内近距离放疗。

若切缘阳性或肉眼可见残留灶，且影像学检查提示淋巴结转移，可考虑先切除肿大淋巴结，术后给予盆腔体外照射（腹主动脉旁淋巴结阳性则增加延伸野照射），加同步化疗；如阴道切缘阳性则根据具体情况加腔内近距离放疗。

（3）子宫颈癌合并妊娠：根据临床期别、胎儿情况、患者及家属意愿进行个体化治疗。

1）妊娠 20 周前发现子宫颈癌：妊娠 20 周之前的浸润癌，除ⅠA1 期可以观察外，其余均应终止妊娠。

2）妊娠 28 周后发现子宫颈癌：可等待胎儿成熟估计可存活时行剖宫产，同时行广泛性子宫切除术和盆腔淋巴结切除术，也可以产后放化疗。

3）妊娠 20～28 周期间发现子宫颈癌：ⅠB2 期及ⅠB2 期以前患者可推迟治疗，在推迟治疗期间可用化疗控制病情，待胎儿成熟估计可存活时行剖宫产，同时行广泛性子宫切除术和盆腔淋巴结切除术，也可以产后放化疗；ⅠB3 期及以上患者一般不推荐推迟治疗。

4）除ⅠA1 期外，所有患者终止妊娠时间都不宜超过 34 周。

四、治疗后监测、随访

1. **随访时间**　①第 1 年和第 2 年随访每 3 个月复查 1 次；②第 3～5 年随访每 6～12 个月复查 1 次；③每年随诊 1 次。低危患者可以延长随访间隔（如 6 个月 1 次）。

2. **随访内容**　①病史、体检、盆腔检查、三合诊检查；②阴道细胞学和 HPV 检测，6 个月 1 次，2 年后 6～12 个月 1 次，5 年以后 1 年 1 次；③B 超、X 线 1 年 1 次、全血检查 6 个月 1 次，尿素氮、肌酐、肿瘤标志物鳞状细胞癌抗原（SCC）检查；④必要时行 MRI、泌尿系统、消化道检查；⑤疑早期复发时，PET 检查。放疗后建议使用阴道扩张器。

复发病例在治疗前需经病理证实。对于肿瘤未控或者复发者,治疗前需行进一步的影像学检查或手术探查来评估病情。

本治疗指南只适合于宫颈鳞癌、腺鳞癌及腺癌。

(马　丁　郭瑞霞　曲芃芃
王丹波　王世宣　汪　辉)

参 考 文 献

1. 赫捷,赵平,陈万青.中国肿瘤登记年报.北京:军事医学科学出版社,2012.

2. Stewart L,Mark H,Warner K.2012 updated consensus guidelines for the management of abnormal cervical cancer screening test and cancer precursors.J Lower Genit Tract Dis,2013,17:s1-s27.

3. Robert J Kurman,Cacangiu ML,Herrington CS,et al.WHO Classification of Tumours of Female Reproductive Organs.4th ed,2014.

4. Mario P,James Scruty,Claudia E,et al.Wularinfraepithelial neoplasia.Best practice & Research Clinical Obstetrics and Gynaecology,2014.

5. 中国优生科学协会阴道镜和宫颈病理学分会(CSCCP)专家委员会.中国子宫颈癌筛查及异常管理相关问题专家共识(一).中国妇产科临床杂志,2017,18(2):190-192

6. 中国优生科学协会阴道镜和宫颈病理学分会(CSCCP)专家委员会.中国子宫颈癌筛查及异常管理相关问题专家共识(二).中国妇产科临床杂志,2017,18(3):286-288

7. Pecorelli S,Zigliani L,Odicino F.Revised FIGO staging for carcinoma of the cervix.Int J Gynaecol Obstet,2009,105(2):107-108.

8. Piver MS,Rutledge F,Smith JP.Five classes of extended hysterectomy for women with cervical cancer.Obstet Gynecol,1974,44(2):265-272.

9. Querleu D, Morrow CP. Classification of radical hysterectomy. Lancet Oncol, 2008, 9(3): 297-303.

10. National Comprehensive Cancer Networks. NCCN practice guidelines in Oncology: Cervical Cancers. V.4.2019.

11. Pedro T. Ramirez, Michael Frumovitz, Rene Pareja, et al. Minimally Invasive versus Abdominal Radical Hysterectomy for Cervical Cancer. N Engl J Med, 2018, 379: 1895-1904.

第四章

子宫内膜癌

　　子宫内膜癌(又称子宫体癌)是发生于子宫内膜的上皮性恶性肿瘤,为女性生殖道常见恶性肿瘤,其发病率在欧美国家位居女性生殖道恶性肿瘤之首,在我国仅次于子宫颈癌位居第二。子宫内膜癌多见于老年女性,高发年龄 50~60 岁,近年来有年轻化趋势。子宫内膜癌病因不明,发病高危因素包括高雌激素水平(内源性或外源性)、肥胖、高血压、糖尿病、不孕不育、林奇综合征(Lynch syndrome)等。由于人类寿命延长和发病高危因素增加,近年来子宫内膜癌发病率总体呈上升趋势。子宫内膜癌主要临床表现为不规则阴道流血和排液,确诊时多为早期患者,经以手术为主的综合治疗后大多数患者预后较好,少数患者预后不良。子宫内膜癌总体治愈率较高,5 年生存率在 80% 以上。近年来,在传统病理分类基础上,分子分型的研究进展为个体化精准治疗带来了希望。随着诊疗理念的创新,前哨淋巴结绘图活检和微创手术的临床应用减少了手术并发症,提高了患者生活质量。但是,应该看到子宫内膜癌总体死亡率并未降低,依据高级别循证医学证据,形成适合我国患者的临床实践指南,实施规范化、精准化、个体化、人性化和多学科诊疗势在必行。

一、诊断

1. 病史 子宫内膜癌多见于绝经后妇女(70%)和围绝经期妇女(20%~25%),40~45岁以下妇女占5%~10%。询问病史时应重视以下发病高危因素:

(1)初潮早、绝经晚者。

(2)无排卵型异常子宫出血、多囊卵巢综合征等生殖内分泌疾病患者。

(3)不孕、不育患者。

(4)肥胖、糖尿病、高血压等患者。

(5)卵巢颗粒细胞瘤、卵泡膜细胞瘤等功能性肿瘤患者。

(6)长期使用外源性雌激素者,特别是应用无孕激素对抗的雌激素替代治疗(ERT),或长期应用他莫昔芬(tamoxifen)者。

(7)有子宫内膜癌家族史,有乳腺癌、卵巢癌病史,或多发癌、重复癌倾向者,林奇综合征者等。

对有发病高危因素的女性应密切随访,对其应进行常规筛查,若有阴道不规则流血等症状出现时应及时行子宫内膜活检以明确诊断。

2. 症状 有的子宫内膜癌早期患者可无任何临床症状,子宫内膜癌常见症状如下:

(1)阴道流血

1)绝经后阴道流血:大多数患者有绝经后阴道流血,绝经期越晚,发生子宫内膜癌的概率愈高。

2)围绝经期和40~45岁以下妇女阴道流血:主要表现为月经紊乱、血量增多或不规则阴道流血。

(2)阴道排液:阴道分泌物流出增多,可为浆液性或血性。

（3）下腹或腰骶部疼痛及其他症状：下腹或腰骶部疼痛可由宫腔积液或积脓引起，晚期则因癌肿扩散可导致下肢肿痛、静脉血栓形成甚至消瘦、贫血和低热等恶病质表现。

应重视阴道流血、排液等症状。有以上症状女性均应考虑有无子宫内膜癌的可能性，应及时进行妇科检查及其他相关检查。

3. **体征**

（1）全身检查：注意有无贫血、淋巴结肿大、静脉血栓形成，有无肥胖、糖尿病、高血压以及其他重要脏器疾病。

（2）妇科检查：排除阴道、子宫颈病变的出血，以及因炎性感染引起的排液。早期盆腔检查多正常，晚期可有子宫增大、附件肿物、宫旁增厚以及远处转移的相应体征。

4. **辅助检查**

（1）超声检查：超声检查是子宫内膜癌首选的辅助检查方法，属于筛查方法。超声检查包括经腹超声检查和经阴道超声检查。临床推荐经阴道超声检查。

超声检查可了解子宫大小、宫腔内有无异常回声、内膜厚度、肌层有无浸润、附件肿物大小及其性质等。绝经后妇女内膜厚度<5mm 时，其阴性预测值可达 96%。

（2）细胞学检查：细胞学检查是子宫内膜癌筛查方法。子宫颈和阴道脱落细胞学涂片检查发现子宫内膜癌阳性率很低，子宫腔细胞学涂片检查阳性率较高，推荐非月经期或阴道出血量少时应用子宫内膜刷进行子宫内膜取样，制片方式推荐使用子宫内膜细胞学法（ECT）。

目前不主张对普通女性进行常规子宫内膜癌筛查,推荐用于有发病危险因素的高危患者。

（3）子宫内膜活检:为确诊子宫内膜癌的标准方法,包括内膜吸管活检、诊断性刮宫和宫腔镜下活检。

子宫内膜活检的指征包括:绝经后或生育期女性不规则阴道出血排除宫颈病变者;持续阴道排液排除阴道和子宫颈炎症者;影像学检查发现子宫内膜异常增厚(绝经后>5mm)或宫腔赘生物者;对有发病危险因素,怀疑子宫内膜癌者。

子宫内膜吸管活检,有10%左右的假阴性,吸管活检是目前欧美国家门诊患者的常用方法,在国内开展较少,尚需积累临床应用经验。

诊断性刮宫和宫腔镜下活检是最可靠的内膜活检方法,若高度怀疑子宫内膜癌,或者患者具有典型症状,即使子宫内膜活检阴性,仍应考虑在麻醉措施下再次全面诊刮或宫腔镜检查,以免漏诊。

宫腔镜检查已广泛应用于子宫内膜病变的诊断,可直接对可疑部位进行活检,提高诊断准确性,避免常规诊刮或吸管活检的漏诊。经超声检查子宫内膜无明显增厚或病变者;呈内膜息肉样变者;或经诊刮活检阴性,仍有反复出血者适宜采用宫腔镜检查活检。膨宫液可致部分癌细胞经输卵管进入腹腔,是否导致腹腔种植尚存争议。

（4）MRI、CT、PET-CT 影像学检查:为准确评估病情应选用 MRI、CT 或 PET-CT 等检查。

MRI 能够清晰显示子宫内膜及肌层结构,对于判断肌层浸润深度和是否累及子宫颈的准确度优于CT,应为评估子宫内膜癌肌层侵犯深度和子宫颈间质累及的首选方法。

CT 检查对子宫早期病变诊断价值有限,对盆腹腔淋巴结转移诊断较为敏感,诊断价值与 MRI 相似。

盆腹腔 MRI、CT 检查,应选用强化方式。为排除胸部病变可选用普通 CT 检查。

PET-CT 较少用于初诊患者,可疑出现复发转移时可考虑 PET-CT 检查。

(5)肿瘤标志物检查:子宫内膜癌无特异性肿瘤标志物,在有些晚期患者或浆液性癌患者,CA125 可能升高。CA125 明显升高者,提示有可能存在子宫外病变,治疗前升高者应作为术后监测指标。CA125 升高需与子宫内膜异位症、子宫腺肌病、腹膜炎症、其他器官上皮性肿瘤、放射性损伤等相鉴别。

(6)其他实验室和辅助检查:包括血液常规检查、血液生化检查、肝肾功能检查、心肺功能检查等,应特别注意血糖、糖耐量、血脂、血凝指标。

5. **确诊依据**　子宫内膜活检、转移病灶活检、术后切除标本病理学检查是诊断子宫内膜癌的金标准。

6. **鉴别诊断**　子宫内膜癌需与子宫颈癌、子宫肉瘤、输卵管癌、卵巢癌、子宫内膜息肉、黏膜下子宫肌瘤、异常性子宫出血、老年性阴道炎等相鉴别。

7. **遗传咨询和检查**　5%的子宫内膜癌患者与遗传有关,此类子宫内膜癌平均发病时间要比散发性子宫内膜癌提前 10~20 年。对于年龄<50 岁,尤其是有子宫内膜癌和/或结直肠癌家族史的患者,应

考虑进行遗传咨询和检查。

　　首选免疫组化方法检测肿瘤是否存在 DNA 错配修复缺陷(d-MMR)，或者是检测肿瘤是否存在微卫星不稳定(MSI)。d-MMR 需要涵盖所有的错配修复蛋白，包括：MLH1、MSH2、PMS2，以及 MSH6。上述检查出现异常的患者，需要进一步行林奇综合征的基因突变检测。如果患者有明显的子宫内膜癌和/或结直肠癌家族史，即使上述检查结果正常，也需行遗传咨询和基因检查。

　　普通女性一生中罹患子宫内膜癌的发病风险在 2.6%左右，而林奇综合征女性则高达 50%~60%。因此，对于林奇综合征女性，每年都应常规进行妇科查体、经阴道超声检查以及子宫内膜活检。林奇综合征女性完成生育之后，可考虑施行预防性子宫切除术。林奇综合征女性每年亦应常规进行结直肠镜检查排除结直肠癌。

二、分期

　　子宫内膜癌患者手术后采用国际妇产科联盟(FIGO)2009 年手术病理分期，未行手术接受放射治疗和/或药物治疗者，采用 FIGO 1971 年临床分期。

1. 手术-病理分期(表 4-1)

表 4-1　子宫内膜癌手术-病理分期(FIGO，2009 年)

期别	肿瘤范围
Ⅰ期	肿瘤局限于子宫体
ⅠA	无或<1/2 肌层受累
ⅠB	≥1/2 肌层受累(≥1/2 肌层浸润)

续表

期别	肿瘤范围
Ⅱ期	癌瘤累及子宫颈间质,但未扩散至宫外
Ⅲ期	局部和/或区域扩散
ⅢA	癌瘤累及子宫体浆膜层和/或附件
ⅢB	阴道和/或宫旁受累
ⅢC	癌瘤转移至盆腔和/或腹主动脉旁淋巴结
ⅢC1	癌瘤转移至盆腔淋巴结
ⅢC2	癌瘤转移至腹主动脉旁淋巴结,伴或不伴盆腔淋巴结转移
Ⅳ期	癌瘤累及膀胱和/或肠黏膜;或远处转移
ⅣA	癌瘤累及膀胱和/或肠道黏膜
ⅣB	远处转移,包括腹腔转移及/或腹股沟淋巴转移

说明　1. 宫颈腺体受累为Ⅰ期,不再按照以前的分期作为Ⅱ期
　　　2. 腹水细胞学阳性应单独报告,不改变分期

2. 临床分期(表 4-2)

表 4-2　子宫内膜癌临床分期(FIGO,1971 年)

期别	肿瘤范围
Ⅰ期	癌瘤局限于宫体
ⅠA	子宫腔长度≤8cm
ⅠB	子宫腔长度>8cm
Ⅱ期	癌瘤累及子宫颈
Ⅲ期	癌瘤播散于子宫体以外,盆腔内(阴道、宫旁组织可能受累,但未累及膀胱、直肠)
Ⅳ期	癌瘤累及膀胱或直肠,或有盆腔以外的播散

三、病理类型

1. **组织学分类** 1983 年 Bokhman 提出将子宫内膜癌分为两种类型,即 Ⅰ 型(雌激素依赖型)与 Ⅱ 型(非雌激素依赖型,又称特殊类型子宫内膜癌)。两型子宫内膜癌在流行病学、病理学、分子生物学、临床特征、治疗和预后等方面均有所不同。

Ⅰ 型子宫内膜癌:主要是子宫内膜样癌和少量黏液腺癌。子宫内膜样癌是子宫内膜癌的最常见组织学类型,占 80% 左右,可能与无孕激素拮抗的雌激素刺激有关,多见于绝经前女性,常合并代谢性疾病,有明确的癌前病变即子宫内膜不典型增生(AH)或子宫内膜上皮内瘤变(EIN),病变发展相对缓慢,分期较早,分化较好,对孕激素治疗有较好的反应性,预后较好。

Ⅱ 型子宫内膜癌:包括子宫浆液性癌、透明细胞癌、神经内分泌癌、未分化癌、去分化癌和癌肉瘤等少见特殊组织学类型,与雌激素刺激无关,多见于绝经后女性,癌前病变不明,近年来发现在 *P53* 基因突变基础上由萎缩的或静止期子宫内膜发生的子宫内膜腺体异型增生(EmGD),可能是浆液性癌的癌前病变。Ⅱ 型子宫内膜癌分化较差,侵袭性较强,对孕激素反应性差,预后不良。

2014 年,世界卫生组织(WHO)将子宫内膜癌的病理分类在 2003 年分类基础上进行了修改,见表 4-3。按照 2014 年 WHO 的病理分类,癌肉瘤虽已写入子宫内膜癌范畴,但仍列为混合性上皮-间叶肿瘤。目前认为癌肉瘤属于上皮性癌,恶性程度高,早期易发生淋巴、血行转移及盆腹腔播散,应按照高级别子宫内膜癌对待。因此,在 2015 年美国妇产科医师学会(ACOG)子宫内膜癌指南、2018 年 FIGO 癌症报告(FIGO cancer report)和 2019 年美国国立综合癌症网络(NCCN)指南中,均将子宫癌肉瘤归为特殊类型的子宫内膜癌。

表 4-3　子宫内膜癌病理类型(2014 年 WHO 分类)

子宫内膜癌——上皮性	ICD-O 编码
内膜样癌(endometrioid carcinoma)	8380/3
鳞状分化(squamous differentiation)	8570/3
绒毛腺状(villoglandular)	8263/3
分泌性(secretory)	8382/3
黏液性癌(mucinous carcinoma)	8480/3
子宫内膜浆液性上皮癌(serous endometrial intraepithelial carcinoma)	8441/2
浆液性癌(serous carcinoma)	8441/3
透明细胞癌(clear cell carcinoma)	8310/3
神经内分泌肿瘤(neuroendocrine tumours)	
低级别神经内分泌肿瘤(low-grade neuroendocrine tumours)	
类癌(carcinoid tumour)	8240/3
高级别神经内分泌肿瘤(high-grade neuroendocrine tumours)	
小细胞神经内分泌癌(small cell neuroendocrinecarcinoma)	8041/3
大细胞神经内分泌癌(large cell neuroendocrine carcinoma)	8013/3
混合性腺癌(mixed cell adenocarcinoma)	8323/3

续表

子宫内膜癌——上皮性	ICD-O 编码
未分化癌(undifferentiated carcinoma)	8020/3
去分化癌(dedifferentiated carcinoma)	
混合性上皮-间叶肿瘤(mixed epithelial and mesenchymal tumours)	
癌肉瘤(carcinosarcoma)	8980/3

(1)子宫内膜样癌:子宫内膜样癌的癌前病变为子宫内膜不典型增生/子宫内膜上皮内瘤变,可与子宫内膜样癌同时并存。子宫内膜样癌完全由腺体细胞组成,通常表现为腺样或绒毛腺管状结构,伴有拥挤复杂的分支结构。子宫内膜样癌组织学分级沿用FIGO 组织学分级,主要依据非鳞化实性区在肿瘤中所占比例分为三级(≤5%为 1 级;6%~50%为 2 级;>50%为 3 级)。依据 FIGO 分级标准,当腺上皮细胞呈现明显异型时,其分级可提高 1 级。子宫内膜样癌分级是影响预后的主要因素。子宫内膜样癌可伴有鳞状细胞分化或分泌性变化。子宫内膜样癌总体预后良好。

(2)子宫浆液性癌:表现为复杂的乳头和/或腺样结构,伴有弥漫而明显的核多形性。浆液性癌多有 P53 突变,Ki-67 指数较高。浆液性癌预后不良。子宫浆液性癌可与子宫内膜样癌混合存在,浆液性成分超过 10%时表现为浆液性癌生物学行为。子宫浆液性上皮内癌(SEIC)并非为子宫浆液性癌的癌前病变,即使局限于子宫内膜亦可发生远处转移。目前倾向认为 EmGD 是浆液性癌的癌前病变。EmGD、SEIC 与子宫内膜浆液性癌有相似的分子遗传学改变,即常发生 *TP53* 突变,推测三者为子宫浆液性癌逐渐进展的过程。子宫浆液性癌分化程度不再区分,其生物学和临床行为与高级别卵巢浆液性癌类似,常常沿输卵管转移至腹膜。浆液性癌预后不良,是子宫内膜癌相关死亡的主要组织学类型。

(3)子宫透明细胞癌:呈现特征性的胞质透明的多角形或鞋钉样细胞,恶性程度很高,多见于老年女性,多为晚期病变,5 年生存率不足 50%。

(4)子宫神经内分泌肿瘤:是一组具有神经内分泌形态的肿瘤。分为高、低两种级别,低级别神经内分泌肿瘤类似胃肠道的类癌;高级别神经内分泌癌又分为小细胞和大细胞两种类型,均预后不良。

(5)子宫内膜未分化癌和去分化癌:子宫内膜未分化癌是一种没有分化的上皮性恶性肿瘤,细胞大小一致,成片排列,无巢状或腺样结构,核分裂象多见。子宫内膜去分化癌由处于内膜表层分化较好的子宫内膜样癌和其下方的未分化癌组成。此类癌预后极差。

(6)癌肉瘤:表现为多形性上皮细胞与间叶分化区域混杂。这种混合性肿瘤实际上是由上皮来源单细胞克隆发展而来,属于上皮性癌,现归为 Ⅱ 型子宫内膜癌。预后很差,总体 5 年生存率在 25% 左右。

2. 分子分型 癌症基因组图谱研究计划(TCGA)根据分子改变特征将子宫内膜癌分为四种亚型:POLE 超突变型、微卫星不稳定型、低拷贝型(微卫星稳定型)和高拷贝型(浆液样型)。

POLE 超突变型所占的比例最少,为 5% ~ 10%。此型肿瘤 POLE 核酸外切酶区域突变导致 DNA 复制过程中碱基突变负荷升高数百倍,约 35% 出现

P53 突变,几乎均为子宫内膜样癌,绝大部分为 I 期病变,高级别比例(约占 50%)显著高于中低级别,患者的预后最好,5 年生存率近 100%。

微卫星不稳定型约占子宫内膜癌的 30% ~ 40%,主要是 DNA 错配修复基因(*MLH1*、*MSH2*、*MSH6*、*PMS2*)缺陷导致,突变负荷较高,体细胞拷贝数变异较少。多数为腺癌,与林奇综合征关系密切,更多地与晚期、深部肌层浸润、淋巴血管间隙浸润等有关,患者预后一般。

低拷贝型约占子宫内膜癌的 30%,无特异性的分子改变,突变负荷较低,主要包括中、低级别的子宫内膜样癌,患者预后较微卫星不稳定型略好。

高拷贝型约占子宫内膜癌的 20%,绝大多数(>90%)具有 *P53* 突变,与卵巢浆液性癌类似,属于基因组不稳定肿瘤。涵盖绝大多数的浆液性内膜癌、25% 的基因组不稳定,以及体细胞拷贝数变化较多的高级别子宫内膜癌,预后最差。

分子分型弥补了传统分型的不足。例如,分子分型将高级别子宫内膜样癌进一步危险分层:有的高级别内膜样癌属于 POLE 超突变型,其预后良好,术后可以仅观察随访;而有的高级别内膜样癌则属于高拷贝型,其预后很差,此类患者能从强化治疗中获益。

四、治疗

在确定病理诊断和临床判断子宫内膜癌累及范围的基础上,根据患者的年龄、有无生育要求、全身状况和有无合并症,综合评估,制订治疗方案,提倡多学科诊疗决策。

手术治疗是子宫内膜癌患者的首选初始治疗。除低危患者外,中、高危患者手术治疗后应进行辅助治疗。对于晚期或伴有严重并发症、高老龄等不能耐受手术的子宫内膜癌患者,初始治疗首选放射治疗,亦可考虑药物治疗。有强烈生育要求且符合指征、无禁忌证者可给予保留生育功能的治疗。

1. 手术治疗

(1)手术方式:子宫内膜癌手术既可应用传统的开腹手术、经阴道手术,亦可应用腹腔镜、机器人辅助腹腔镜微创手术,后者为首选手术方式。随机对照临床试验研究、Cochrane 数据库系统回顾研究和人群资料表明子宫内膜癌的微创手术比传统的开腹手术更有优势,不仅术后并发症少、住院时间短,且肿瘤学结局并未受到不良影响。手术医生应具备相应技能和资质。

(2)手术范围:全面分期手术是子宫内膜癌手术的基本要求,全子宫和双侧附件切除±盆腹腔淋巴结切除术是子宫内膜癌的标准术式。手术探查前要求常规送检腹水或腹腔冲洗液,术中要求全面探查盆腹腔脏器和腹膜,可疑部位应取活检。

1)子宫切除:需行筋膜外全子宫切除术,应完整切除子宫及宫颈,微创手术中应避免使用子宫粉碎器。不强调宫旁及阴道切除范围。术中剖视子宫,检查癌肿大小、部位、肌层浸润深度,根据肿瘤分化程度,肌层浸润深度(最好行冰冻病理检查确定)决定是否行盆腔及腹主动脉旁淋巴结切除。

2)附件切除:双侧附件切除是子宫内膜癌的标准术式组成部分,但一些回顾性研究和 Meta 分析显示对于早期低危的年轻患者保留附件并不影响复发和长期生存,对此尚需前瞻性随机对照研究确认。欲保留卵巢者,推荐有条件者术前行有关基因(*BRCA*、*MMR*)检测。保留卵巢者推荐术中切除双侧输卵管。

3)淋巴结切除:全面分期手术要求进行盆腔和腹主动脉旁淋巴结切除,但是否常规切除,切除范围是否都要包括腹主动脉旁淋巴结仍存在争议。

早期低危患者,如子宫内膜样癌 G1、无肌层或仅浅肌层浸润者,因淋巴转移风险<1%,可不行淋巴结切除。

有中危和高危因素的患者应当行盆腔淋巴结±腹主动脉旁淋巴结切除术。中高危因素包括子宫内膜样癌 G2、G3、肿瘤病灶较大、肌层浸润深度超过 50%、脉管浸润(LVSI)、宫颈间质受累、可疑淋巴结转移等。

对可疑有腹主动脉旁淋巴结或者髂总淋巴结转移、附件受累、明显盆腔淋巴结转移,全肌层浸润、子宫内膜样癌 G3、透明细胞癌、浆液性癌和癌肉瘤等特殊类型的子宫内膜癌应常规行腹主动脉旁淋巴结切除。

过度肥胖、高龄、有严重合并症、对手术耐受性差者,需根据临床综合判断是否进行淋巴结切除。

盆腔淋巴结切除包括闭孔淋巴结、髂内、髂外和髂总淋巴结;腹主动脉旁淋巴结切除包括髂总上界至肾静脉水平的淋巴结,手术力求切至肾静脉水平,至少达到肠系膜下动脉水平。

4)前哨淋巴结绘图活检(sentinel lymph node mapping):由于并未发现早期子宫内膜癌淋巴结切除可以生存获益,且部分患者出现术后下肢淋巴水肿,前哨淋巴结(SLN)绘图活检已逐渐成为手术分期的一种方法,推荐对早期子宫内膜癌可考虑行

SLN绘图活检替代系统淋巴结切除术。SLN绘图活检适用于子宫内膜癌早期,淋巴结转移低中度风险的患者更适用于无法耐受常规腹膜后淋巴结切除术者。以往认为高危组织学类型不适合SLN绘图活检,新近研究表明亦可取得满意结果。

SLN绘图活检寻找的是首先引流原发肿瘤部位的淋巴结,以此预测区域淋巴结转移与否。美国FIRES前瞻性多中心研究数据发现,86%的患者能找到至少一枚SLN,其敏感性为97.2%,阴性预测值为99.6%。

(3)手术选择

1)Ⅰ期(肿瘤局限于子宫体):全子宫双附件切除术±盆腔及腹主动脉旁淋巴结切除术,按全面分期要求施行手术。手术步骤见图4-1。

2)Ⅱ期(肿瘤累及宫颈):术前由宫颈活检或者影像学检查提示宫颈间质受累者,首选全子宫或广泛性子宫切除术和盆腔±腹主动脉旁淋巴结切除术。少数情况下亦可考虑先行术前放疗再行全子宫切除和盆腔±腹主动脉旁淋巴结切除术。完全不能耐受手术者首选放疗±全身治疗。术前疑为Ⅱ期者与术后病理分期符合率仅为30%~40%。

3)Ⅲ期和Ⅳ期(肿瘤超出子宫):可疑有子宫外转移时,应行影像学检查、CA125检测和性激素受体检测。尽可能施行子宫附件切除、淋巴结切除和减瘤术。术中应全面探查,多处活检,术中冷冻病理切片检查以明确诊断,术中应尽可能切净肿瘤,为术后放疗、化疗创造条件。晚期患者也可考虑先期化疗和/或放疗和/或内分泌治疗后经过评估再选择性手术治疗。

4)特殊类型(Ⅱ型)子宫内膜癌:按照卵巢癌手

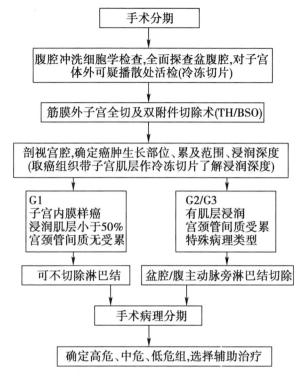

图 4-1　子宫内膜癌手术分期步骤

术原则进行全面分期手术和肿瘤细胞减灭术,即使早期亦应常规进行网膜切除术和腹膜多点活检。

2. **辅助治疗**　辅助治疗方法包括放射治疗(放疗)、化学治疗(化疗)、内分泌治疗、靶向治疗和免疫治疗。

(1)辅助治疗依据:子宫内膜癌手术后应对复发风险和预后进行评估,根据手术病理分期、病理类型和分级将患者复发风险分为低危、中危和高危三组,以此指导选择辅助治疗。①低危组:包括 I A 期 G1

子宫内膜癌

级;②中危组:包括ⅠB期G1级、ⅠA或ⅠB期G2级、ⅠA期G3级;③高危组:包括ⅠB期G3级、Ⅱ期、Ⅲ~Ⅳ期子宫内膜样癌、浆液性癌、透明细胞癌和癌肉瘤等特殊病理类型。

在选择辅助治疗方案时,除了前述分组外,还要考虑年龄大小和是否存在脉管浸润等因素。

(2)辅助治疗原则:早期低危患者不予辅助治疗,早期中危患者近距离放疗,早期高危患者和晚期患者在近距离放疗基础上加用体外照射±化疗。特殊类型患者辅助治疗以化疗为主,近距离放疗为辅,必要时加用肿瘤靶向体外照射。

(3)辅助治疗效果:早期中危和高危患者子宫内膜癌辅助放疗可以显著改善肿瘤的局部控制率,对于高危患者亦有改善生存的趋势,但尚未显示统计学意义。

晚期高危患者复发风险很高,辅助性放疗联合化疗较单一疗法有效,2004~2012年美国国家癌症数据库统计结果显示Ⅲ~ⅣA期患者化疗联合放疗较单纯化疗5年总生存率提高了15%。

(4)辅助治疗方案:Ⅰ~Ⅳ期子宫内膜癌辅助治疗选择见表4-4、表4-5、表4-6。

表4-4　Ⅰ期患者的辅助治疗方案

FIGO分期	组织学分级	危险因素	术后辅助治疗
ⅠA	G1、G2	无	观察
		有	近距离放疗
	G3	无	近距离放疗或考虑观察
		有	近距离放疗

续表

FIGO 分期	组织学分级	危险因素	术后辅助治疗
ⅠB	G1、G2	无	近距离放疗,或考虑观察
		有	近距离放疗
	G3	无或有	近距离放疗和/或体外照射±全身治疗

说明:此表中危险因素是指年龄≥60岁;脉管癌栓;深部肌层浸润

有1项危险因素时推荐,有2项时强烈推荐,3项都有时应放疗联合全身治疗

表 4-5　Ⅱ期患者的辅助治疗方案

手术方式	组织学分级	
	G1、G2	G3
全子宫切除术	近距离放疗和/或外照射	外照射±近距离放疗±全身治疗
广泛性子宫切除术		
切缘及宫外均阴性	观察,或阴道近距离放疗	
切缘和/或宫外阳性	按Ⅲ期处理	

表 4-6　Ⅲ、Ⅳ期患者的辅助治疗方案

分期	处理
ⅢA、ⅣA	体外照射±近距离放疗±全身治疗或全身治疗±近距离放疗
ⅣB	全身治疗±体外照射±近距离放疗

特殊类型子宫内膜癌患者的辅助治疗见表 4-7。

表 4-7 特殊类型子宫内膜癌患者的辅助治疗方案

分期	处理
ⅠA	首选化疗加近距离放疗 亦可考虑行体外照射加近距离放疗 单纯近距离放疗(对仅限于黏膜内的患者) 观察(术后标本中未查见镜下病灶者)
ⅠB~Ⅳ	化疗±外照射±近距离放疗

(5)辅助治疗方法

1)放射治疗:放射治疗根据适应证分为单纯放疗、术前放疗及术后放疗。①单纯放疗,即根治性放疗,主要用于晚期或有严重内科疾患、高龄和无法手术的患者。②术前放疗,即先期放疗,主要是为控制、缩小癌灶,创造手术机会或缩小手术范围。③术后放疗,即辅助性放疗,是对手术病理分期后具有复发高危因素患者首先考虑的重要辅助治疗,或作为手术范围不足的补充治疗。阴道残端愈合后应尽早开始放疗,一般认为应在术后 6~8 周内进行,不宜超过术后 12 周。

放射治疗根据技术方法分为阴道近距离放疗和体外照射两类。

A. 近距离放疗:

a. 根治性近距离放疗主要用于子宫内膜癌原发肿瘤区域的照射,包括全子宫和部分阴道。推荐首选以磁共振影像,也可以 CT 影像作为治疗参考。大体肿瘤靶区(GTV)包括 MRIT_2 加权相上可见的肿瘤区,临床靶区(CTV)包括全子宫、宫颈以及阴道上段 1~2cm。高剂量率:A 点、F 点总剂量为 45~50Gy,每周 1 次,分 6~8 次完成。

b. 术后辅助性近距离放疗主要用于阴道残端和部分阴道上段,放射范围通常要包括上 1/2 段阴道,对于特殊病理类型、病理分级 G3 级以及广泛脉管侵犯的患者,要考虑阴道照射范围更广。剂量参考点在阴道黏膜或其下 0.5cm,剂量分割方式无统一标准,目前推荐剂量分割方式,近距离治疗单独应用时,7Gy×3 次或 6Gy×5 次;联合体外照射时,4 ~ 6Gy×2 ~ 3 次。

c. 术前近距离放疗可以全量:45 ~ 50Gy,完成放疗 8 ~ 12 周后手术;也可采用半量术前近距离放疗:A 点及 F 点总剂量不低于 20Gy,分 2 ~ 3 次完成治疗,每周 1 次,放疗 2 周后手术。

B. 体外照射:针对子宫内膜癌转移区域照射。照射范围主要包括盆腔淋巴引流区,ⅢC3 患者还需要包括腹主动脉旁淋巴引流区。

a. 根治性体外照射 45 ~ 50Gy,6 周完成。

b. 辅助性术后盆腔体外照射总剂量 45 ~ 50Gy,4~6 周完成。腹主动脉旁扩大野外照射总剂量 30 ~ 40Gy,3~4 周完成。

c. 术前盆腔体外照射用于不利于近距离放疗者(如子宫>10 ~ 12 周,或有宫腔以外播散者)。剂量为 20Gy,2~3 周完成;或 A 点及 F 点 20Gy,每周 1 次,分 3 次完成。

三维适形或调强放疗是目前推荐的主要体外照射技术,特别是调强技术,在肿瘤靶区有效照射的同时减少或避免正常组织器官的照射剂量,调强技术需在精确影像引导技术下进行。

放射治疗不仅是子宫内膜癌中高危患者术后的辅助性治疗措施,可以明显改善肿瘤的局部控制率,对于不能手术的患者也是根治性放疗手段,也可取得与手术治疗类似的临床疗效。

2)化学治疗:化疗主要用于晚期转移、复发性子宫内膜癌患者、部分早期高危患者和特殊类型子宫内膜癌患者。子宫内膜癌的辅助治疗虽然以放疗为主,但化疗应用日益广泛。

A. 化疗指征:辅助性化疗常是结合放疗应用,目的是预防远处转移,因放疗仅是盆腔局部控制。辅助性化疗指征包括 60 岁以上患者、脉管癌栓、深肌层浸润、宫颈管间质受累、淋巴结阳性、高级别癌和特殊类型等。在有些情况下如具有脉管癌栓、低分化或早期子宫内膜浆液癌也可单用辅助性化疗。辅助性化疗能延长肿瘤无进展生存时间,但是对于总生存率改善尚不确定。对于腹腔残留病灶<2cm 的患者和Ⅲ期内膜癌患者,化疗可能优于体外照射。

先期化疗可选择性用于某些晚期子宫内膜癌特别是合并胸腹水,以及不能耐受手术放疗者。

挽救性或姑息性化疗用于复发性子宫内膜癌。

B. 化疗方案:子宫内膜癌常用化疗药物有顺铂、卡铂、阿霉素、脂质体阿霉素、紫杉醇、多西他赛、异环磷酰胺,单一药物的有效率较低,目前多主张联合化疗。

子宫内膜癌联合化疗方案包括:卡铂+紫杉醇,卡铂+多西他赛,顺铂+阿霉素,顺铂+阿霉素+紫杉醇,异环磷酰胺+紫杉醇,顺铂+异环磷酰胺,后两种方案主要用于癌肉瘤,特别是异环磷酰胺+紫杉醇方案被优先推荐。以往顺铂加阿霉素被认为是子宫内膜癌的标准化疗方案,目前推荐卡铂+紫杉醇方案为高危及晚期子宫内膜癌的首选化疗方案,既适用于子宫内膜样癌,亦用于浆液性癌、透明细胞癌等特殊类型。

3)内分泌治疗

A. 治疗指征:目前早期患者术后不推荐内分泌辅助治疗;仅用于晚期、复发性子宫内膜样癌患者和保留生育功能的治疗。

内分泌治疗对高分化癌(G1)、雌孕激素受体阳性者疗效较好,特别是适用于病灶较小、生长缓慢的子宫内膜癌患者。内分泌治疗晚期复发性癌总有效率25%~30%,可延长患者的无进展生存期。在患者一般情况较差,不能耐受进一步的放疗、化疗或出现耐药时,应用内分泌治疗,在改善生活质量的同时,可能使患者获益。

B. 治疗方案:内分泌治疗以高效药物、大剂量、长疗程为宜。

a. 孕激素治疗:每天口服250~500mg甲羟孕酮(MPA)或160~320mg甲地孕酮(MA)。应用孕激素治疗应注意其不良反应,如肝功能损害以及增加血栓形成的风险。

b. 抗雌激素药物治疗:他莫昔芬为雌激素受体拮抗剂,有抗雌激素作用,可使PR水平上升,有利于孕激素治疗。每天口服20mg,数周后可增加剂量,或先用2~3周后再用孕激素,可提高孕激素治疗效果。在孕激素治疗无效的患者中,约20%他莫昔芬治疗有效。

孕激素和他莫昔芬可交替使用。

c. 芳香化酶抑制剂(aromatase inhibitors):每天口服2.5mg来曲唑或1mg阿那曲唑。需连用6个月甚至1年以上。

4)靶向治疗和免疫治疗:针对肿瘤分子靶点的

靶向治疗具有肿瘤细胞杀伤特异性,免疫治疗旨在提高机体免疫系统对肿瘤细胞的识别、杀伤功能,两者是最有前景的肿瘤治疗方法。

A. 靶向治疗:在子宫内膜癌的靶向治疗方面,目前尚未获批专门药物,但一些靶向药物在临床试验中已显示其治疗应用价值。抗血管生成是抑制肿瘤生长的重要机制。一项Ⅱ期针对有可测量病灶的晚期或复发性子宫内膜癌临床试验中,将抗血管生成抗体贝伐珠单抗(bevacizumab)引入紫杉醇和卡铂的方案中,结果发现,客观反应率达到73%,中位无进展生存时间为18个月。紫杉醇和卡铂方案联合贝伐珠单抗被认为是治疗晚期或复发性子宫内膜癌的可选方案。PI3K/AkT/mTOR信号通路在子宫内膜癌发生发展中起着重要作用,mTOR通路抑制剂明显抑制肿瘤生长。在具有PIK3CA突变的雌激素受体阳性的晚期或复发性子宫内膜样癌患者中,依维莫司联合来曲唑可取得31%的客观反应率。人类表皮生长因子受体HER-2在一些肿瘤生长中同样发挥重要作用,应用其抗体曲妥珠单抗可抑制肿瘤生长。曲妥珠单抗联合卡铂紫杉醇方案治疗HER-2阳性的子宫浆液性癌已成为优先推荐方案。

B. 免疫治疗:免疫逃逸和免疫抑制是肿瘤发生发展的主要原因。免疫检查点抑制剂能够激活免疫细胞对肿瘤细胞的识别和杀伤功能。研究显示d-MMR肿瘤对于PD-1抗体免疫治疗有效。d-MMR是子宫内膜癌发生的重要分子机制之一,d-MMR使DNA重组和复制过程无法保持基因组的稳定性,出现MSI。临床研究显示PD-1抗体治疗晚期转移、复发性d-MMR子宫内膜癌,可获得较高的客观缓解率和临床获益率。

子宫内膜癌分子分型 POLE 超突变型、高突变微卫星不稳定型的肿瘤突变负荷较高,微环境内免疫应答活跃,提示 PD-1/PD-L1 抗体阻断治疗可能有效,已有个案研究报告支持此推论。

目前,美国 FDA 已批准派姆单抗(pembrolizumab)用于 MSI-H/d-MMR 的复发性子宫内膜癌患者。治疗前需行 MSI-H/d-MMR 检测。另外,美国 FDA 也批准派姆单抗联合仑伐替尼用于非基因突变的复发性子宫内膜癌后线治疗。

5)不完全分期手术后的处理:应根据术后病理和相关高危因素,选择治疗方案。

G1 或 G2、浅肌层浸润、无脉管受累的子宫内膜样癌低危患者,不需要进一步治疗。

G3、深肌层浸润、脉管受累、Ⅱ期、特殊病理类型等患者,经影像学检查后子宫外病灶阴性者可直接给予辅助治疗,阳性者则需进行分期手术治疗。高危患者亦可直接选择分期手术。

五、特殊类型子宫内膜癌的处理

虽然特殊类型仅为子宫内膜癌的 10% 左右,却占子宫内膜癌相关死亡的 50%。该型子宫内膜癌多见于绝经后老年妇女,与雌激素作用无关,很少伴有肥胖、高血压、糖尿病、不孕不育等高危因素。确诊时多为晚期,即使宫腔内病灶较小,也易发生深部肌层浸润、LVSI 和子宫外转移、淋巴结转移。此类型子宫内膜癌预后很差,早期癌 5 年生存率也只有 30%~50%,晚期者预后更差。

此类肿瘤治疗前评估需更加谨慎全面,推荐常规应用 MRI 评估病变累及范围。特殊类型子宫内膜癌术前评估常常低于实际病变范围,术后病理分期多需升级,术中估计肿瘤局限于子宫浅层者,即可发生子宫外转移。此类肿瘤不可采取保留生育功能的治疗。手术治疗必须实施全面分期手术和肿瘤细胞减灭术。术后一般均需要辅助治疗。辅助性化疗效果优于放疗,化疗加放疗优于单纯放疗。

1. 子宫浆液性癌 子宫浆液性癌具有独特的分子生物学、病理学和临床特征。恶性度高,侵袭性强,早期即可发生脉管癌栓、深肌层受累、盆腹腔转移。即使在浆液性上皮内癌阶段就有 33%~67% 的患者宫外转移。对其临床治疗需按照高级别卵巢浆液性癌处理。

诊治中应注意以下几点:

(1)肿瘤标志物 CA125 检测:子宫浆液性癌与子宫内膜样癌比较,血清 CA125 水平升高者较多。治疗前应常规行血清 CA125 测定,并可用于治疗效果评价和随访指标。

(2)全面分期手术和肿瘤细胞减灭术:诊刮病理检查一旦诊断为子宫浆液性癌,无论临床期别早晚,均应进行更加细致的全面手术分期,即使早期亦需大网膜切除和腹膜多点活检;晚期需行肿瘤细胞减灭术,尽量达到无肉眼残留程度(R0)。淋巴结切除需包括腹主动脉旁淋巴结,尽量达肾血管水平。

(3)术后辅助治疗:该类肿瘤多数分化不良,盆腹腔早期播散。推荐常规进行术后化疗和/或放疗。化疗方案同上皮性卵巢癌,以铂类为基础的联合化疗为基本化疗方案,常用方案为卡铂加紫杉醇联合化疗,HER-2 阳性者宜加用曲妥珠单抗治疗。放疗多选用阴道近距离放疗±盆腹腔体外靶向照射。传统的全腹照射方法已不再推荐临床应用。具体分期辅助治疗方案见表4-7。

（4）术前新辅助治疗：初始治疗无法选择手术者，可以先期进行化疗和/或放疗，评估后考虑进行肿瘤细胞减灭术。

（5）与卵巢高级别浆液性癌鉴别：当卵巢与子宫均有病变时，子宫病变较重，特别是有深肌层浸润或宫颈间质受累时应考虑为子宫浆液性癌；免疫化学染色 ER 受体阴性、WT-1 阴性者多为子宫浆液性癌，而卵巢高级别浆液性癌 ER 和 WT-1 多呈阳性；当发现输卵管黏膜上皮内癌（STIC）存在时，应考虑输卵管起源。

2. **子宫癌肉瘤**　病理学家目前认为子宫癌肉瘤（carcinosarcoma）属于上皮性癌，以前归属于恶性中胚叶混合性瘤（MMMT）。其恶性程度高，早期即有腹腔、淋巴血道转移。手术治疗上应按高级别特殊类型内膜癌处理。其对化疗敏感，异环磷酰胺（ifosfamide）为其有效药物。目前推荐异环磷酰胺加紫杉醇或顺铂联合方案。术后盆腔体外照射对控制局部复发有益。

六、保留生育功能的处理

近年来，子宫内膜癌的年轻化趋势受到临床关注。年轻子宫内膜癌患者多合并不孕不育，并有分期早、分化好、预后好的特点，对于有生育要求的年轻早期子宫内膜癌患者，在治疗疾病的同时，保留生育功能成为可能。

1. **保留生育功能的指征**　早期子宫内膜癌保留生育功能需要满足以下条件：

（1）年龄一般≤40岁,有强烈生育愿望。

（2）组织学类型为子宫内膜样癌,分级G1。

（3）组织PR受体免疫组织化学检查阳性。

（4）影像学检查病变无肌层受侵和子宫外转移。

（5）无药物治疗禁忌和妊娠禁忌。

（6）无生育功能障碍。

（7）知情同意、随诊便利。

2. 治疗前评估

（1）仔细了解病史、月经婚育史、家族史,有无糖尿病、高血压、高血脂等代谢性疾病。

（2）全面查体和进行必要的辅助检查,首选MRI,亦可选择经阴道超声检查评估病变范围。

（3）推荐宫腔镜下活检和直视判断病变程度。

（4）由资深病理学专家复核病理诊断,明确病理类型、组织分级。

（5）向生殖医学专家生育咨询。

（6）筛查林奇综合征,进行遗传咨询和检查。

（7）告知患者此为非标准治疗,如疗效不好或病情进展需改为常规治疗。

3. 治疗方法 首选口服大剂量孕激素治疗,目前常用孕激素是MPA和MA。常用剂量:每天口服250~500mg MPA或160~320mg MA。治疗12周为一个疗程。另外,可采用以下方案:

（1）宫腔镜电切病灶后口服孕激素±放置左炔诺孕酮宫内节育器治疗。

（2）口服孕激素联合放置左炔诺孕酮宫内节育器(LNG-IUS)治疗。

（3）皮下注射促性腺激素释放激素激动剂和放置左炔诺孕酮宫内节育器治疗。

（4）皮下注射促性腺激素释放激素激动剂和口服来曲唑治疗。

（5）应注重辅助治疗，子宫内膜癌患者常合并糖尿病或胰岛素抵抗，可考虑应用二甲双胍治疗。

（6）肥胖者需控制体重。

4. 疗效评估与副作用监测　一般在孕激素用药后 3~6 个月进行子宫内膜活检评估疗效。达到完全缓解（CR）者巩固治疗 1 个疗程为宜。有效率 75%左右，CR 50%左右。

大剂量、长疗程应用孕激素可以引起肝功能损害、水钠潴留，甚至血栓形成，应予监测观察。

5. 停药指征　治疗 2~4 个疗程（6~12 个月）无效；疾病进展；多次复发者；严重不能耐受药物治疗者；改变保留生育功能意愿者。

子宫内膜癌病变持续 6 个月者，推荐 MRI 检查，确定有无肌层浸润、淋巴结转移或卵巢转移，以决定是否继续保留生育功能治疗；病变持续 6~12 个月者，应终止保留生育功能治疗，行包含全子宫切除的分期手术。

6. 生育问题和预防复发　完全缓解后，希望生育者建议准备妊娠，推荐辅助生殖技术助孕，亦可选择自然妊娠，自然妊娠 3~6 个月失败者，建议辅助生殖技术助孕治疗。孕激素治疗后成功妊娠率在 40%左右。

暂时无意生育者，推荐维持治疗，以防止复发。常用的维持治疗方法有宫内放置 LNG-IUS 或口服避孕药物。维持治疗期间每 6 个月内膜活检一次。复发率为 30%~40%。

完成生育后建议切除子宫，有强烈意愿再次生育者可保留子宫,但需严密观察随诊。

子宫内膜癌保留生育功能的治疗依据来自小样本非随机对照研究,治疗方案尚不成熟,对肿瘤的控制和生育力的保护尚需高级别循证医学证据。

七、复发性子宫内膜癌的处理

子宫内膜癌复发是指治疗停止 6 个月以上,盆腹腔或远处出现占位性病灶;或血清肿瘤标志物 CA125 等持续升高;或出现胸腹水,细胞学检查找到癌细胞。

多数复发病例发生于初始治疗后 2~3 年。Ⅰ 期和Ⅱ期复发率为 15% 左右。最常见的复发部位是阴道,约占复发癌的 1/2 左右,其他容易复发的部位是盆腔、肺及骨。

复发性子宫内膜癌的治疗方法包括手术、放疗、化疗、内分泌治疗、靶向治疗和免疫治疗。治疗方案依据复发癌灶的部位、初始治疗方式、患者自身状态,个体化处理。

根据复发病灶广泛性和是否接受过放疗,处理原则不同。

1. 局部复发的处理 局部复发主要选择手术和/或放疗,辅以全身治疗。

对于孤立的阴道复发病灶,患者一般情况良好且肿瘤可以切除,应选手术治疗,术后辅以全身治疗。对已接受过体外照射的局部复发一般考虑手术治疗和化疗。对复发部位无放疗史或既往仅行近距离放疗者,可采取复发部位体外照射+近距离放疗,或手术切除±术中放疗。阴道局部复发放射治疗后

5 年生存率可达 50%～70%。

手术方式包括减瘤术和盆腔脏器廓清术。有无残留病灶是影响患者无进展生存期和总生存期的重要因素。对复发或转移病灶即使不能完全切除,通过手术缩减肿瘤,也可以改善患者预后。目前复发性子宫内膜癌手术并无固定的术式及病例选择标准,手术治疗术前需做充分评估。对盆腔中心性复发符合条件者可选用盆腔脏器廓清术,但并发症较重,可用阴道局部切除加术中放疗替代。盆腹腔淋巴结复发最常采用体外放疗,局部复发病灶超出阴道,并累及盆腔淋巴结或腹主动脉旁淋巴结,推荐行复发部位体外靶向放疗±阴道近距离放疗±全身治疗。

手术与放疗只是局部治疗方法,为预防其他部位复发和全身转移,应联合化疗或内分泌全身治疗。局部复发已接受过放疗、体质较差、无法耐受手术者,只好选择化疗、内分泌治疗等全身治疗。

2. 远处转移的处理 远处转移包括孤立转移和广泛转移。

对于孤立性转移灶,如病灶可以切除,则应考虑手术切除加体外照射,亦可考虑全身治疗。

无法切除的孤立性转移或广泛转移的 G1 患者,或性激素受体阳性患者,首选内分泌治疗,病情进展后改用化疗,再有进展者给予支持治疗

广泛转移的 G2、G3 患者,或性激素受体阴性患者,或性激素治疗无效或病情进展者,则应选择化疗或姑息性放疗。在姑息性治疗中,应积极支持治疗。

对基因检测显示 MSI 或 d-MMR 的复发癌患者,

推荐使用 PD-1 抗体或 PD-L1 抗体免疫治疗。

对复发性子宫内膜癌患者的治疗,需强调综合治疗和个体化治疗。手术适用于孤立病灶和中心复发,放疗适用于局部复发,化疗和内分泌治疗适用于远处和全身转移,靶向治疗和免疫治疗适用于特定靶标患者,目前尚处于研究探索阶段。

鼓励复发性子宫内膜癌患者参加相关临床试验,患者在临床试验中可能获益。

八、预后

子宫内膜癌最重要的预后因素是手术病理分期、病理类型及分级。

其他会影响预后的危险因素还包括:年龄、肌层浸润深度、有无 LVSI、是否存在内科合并症、麻醉风险(ASA)评分以及手术并发症等。

不同期别的患者具有不同的 5 年生存率:Ⅰ 期 81%~91%,Ⅱ 期 72%~80%,Ⅲ 期 57%~66%,Ⅳ 期 20%~26%。特殊类型 5 年生存率:Ⅰ ~ Ⅱ 期 35%~59%,Ⅲ ~ Ⅳ 期 0~15%。复发性癌预后不良,中位生存时间为 12~15 个月。

九、随访

1. 随访时间　原则上,术后 2~3 年内,每 3~6 个月 1 次;术后 4~5 年,每 6~12 个月 1 次;5 年以后,每年 1 次。

2. 随访内容

(1)询问症状,了解治疗后副作用及复发可能性。

（2）进行体检,特别是阴道检查和盆腔检查。

（3）无症状者,不推荐阴道细胞学检查。

（4）血清肿瘤标志物检查,对于晚期或浆液性癌者,注意 CA125 变化。

（5）根据不同情况,可选用超声检查、CT、MRI等影像学检查。

（6）对有家族史者进行相关基因检测。

（7）进行健康咨询,包括复发症状识别、生活方式、运动、戒烟、营养、性生活(阴道扩张器及阴道润滑剂使用)等问题。

（孔北华　赵　霞　王建六　谢　幸　马　丁
董涛涛　杨兴升　姜　洁　宋　坤　彭芝兰
魏丽惠　丰有吉　郑文新　梁志清　哈春芳）

参 考 文 献

1. NCCN Clinical Practice Guidelines in Oncology.Uterine Neoplasms Version 3.NCCN Guidelines for Patients,2019

2. WHO classification of tumours of female reproductive organs. 4th ed.Lyon:IARC Press,2014.

3. Siegel RL, Miller KD, Jemal A. Cancer statistics, 2018. CA Cancer J Clin,2018,68:7-30.

4. Watkins JC,Yang EJ,Muto MG,et al.Universal Screening for Mismatch-Repair Deficiency in Endometrial Cancers to Identify Patients With Lynch Syndrome and Lynch-like Syndrome.Int J Gynecol Pathol,2017,36:115-127.

5. Creasman W.Revised FIGO staging for carcinoma of the endometrium.Int J Gynaecol Obstet,2009,105:109.

6. Amin MB,Edge SB,Greene FL,et al.AJCC Cancer Staging Manual.8th edition.New York:Springer,2017.

7. Holloway RW, Abu-Rustum NR, Backes FJ, et al. Sentinel lymph node mapping and staging in endometrial cancer:A So-

ciety of Gynecologic Oncology literature review with consensus recommendations.Gynecol Oncol,2017,146:405-415.

8. Rossi EC,Kowalski LD,Scalici J,et al.A comparison of sentinel lymph node biopsy to lymphadenectomy for endometrial cancer staging (FIRES trial) : a multicentre, prospective, cohort study. Lancet Oncol,2017,18:384-392.

9. Janda M, Gebski V, Davies LC, et al.Effect of Total Laparo-scopic Hysterectomy vs Total Abdominal Hysterectomy on Dis-ease-Free Survival Among Women With Stage I Endometrial Cancer:A Randomized Clinical Trial.JAMA, 2017, 2017, 317: 1224-1233.

10. Fader AN,Weise RM,Sinno AK,et al.Utilization of Minimally Invasive Surgery in Endometrial Cancer Care: A Quality and Cost Disparity.Obstet Gynecol,2016,127:91-100.

11. van der Steen-Banasik E,Christiaens M,Shash E,et al.Sys-temic review: Radiation therapy alone in medical non-operable endometrial carcinoma. Eur J Cancer, 2016, 65: 172-181.

12. Meyer LA,Bohlke K,Powell MA,et al.Postoperative Radiation Therapy for Endometrial Cancer: American Society of Clinical Oncology Clinical Practice Guideline Endorsement of the Amer-ican Society for Radiation Oncology Evidence-Based Guideline. J Clin Oncol,2015,33:2908-2913.

13. Salani R,Khanna N,Frimer M,et al.An update on post-treat-ment surveillance and diagnosis of recurrence in women with gynecologic malignancies: Society of Gynecologic Oncology (SGO) recommendations.Gynecol Oncol,2017,146:3-10.

14. Connor EV, Rose PG. Management Strategies for Recurrent Endometrial Cancer. Expert Rev Anticancer Ther, 2018, 18: 873-885.

15. Ott PA,Bang YJ,Berton-Rigaud D,et al.Safety and Antitumor Activity of Pembrolizumab in Advanced Programmed Death

Ligand 1-Positive Endometrial Cancer: Results From the KEYNOTE-028 Study.J Clin Oncol,2017,35:2535-2541.

16. Brooks RA,Fleming GF,Lastra RR,et al.Current recommendations and recent progress in endometrial cancer.CA Cancer J Clin,2019,69:258-279.

17. Zheng W,Xiang L,Fadare O,et al.A proposed model for endometrial serous carcinogenesis.Am J Surg Pathol,2011,35:1-14.

第五章

子宫肉瘤

　　子宫肉瘤发病率低,约占女性生殖道恶性肿瘤的 1%,占子宫恶性肿瘤的 3%~7%,多发生在 40~60 岁。子宫肉瘤来源于子宫间质、结缔组织或平滑肌组织等,病因尚不明确,临床表现缺乏特异性症状和体征,术前诊断较为困难,常需术中冷冻切片及术后石蜡病理检查才能明确诊断。子宫肉瘤虽少见,但恶性度高,易远处转移,术后复发率高,放疗和化疗不甚敏感,预后较差,5 年存活率为 30%~50%。

一、分类

　　子宫肉瘤组织类型较多,2014 年 WHO 重新将子宫肉瘤分为以下 4 类:①子宫平滑肌肉瘤(leiomy-osarcoma of uterus,LMS),最为常见,其来源于子宫肌层或子宫血管的平滑肌细胞,可单独存在或与平滑肌瘤并存;②子宫内膜间质肉瘤(endometrial stro-malsarcoma,ESS),较常见,是来源于子宫内膜间质细胞的肿瘤,包括低级别子宫内膜间质肉瘤和高级别子宫内膜间质肉瘤;③子宫内膜未分化肉瘤(undif-ferentiated endometrial sarcoma,UES),较少见;④其他类型:包括腺肉瘤、血管周上皮样细胞肿瘤及横纹肌肉瘤等,较为罕见。见表 5-1。

表 5-1　子宫肉瘤分类(WHO,2014)

- 子宫平滑肌肉瘤(leiomyosarcoma,LMS)
- 子宫内膜间质肉瘤(endometrial stromal sarcoma,ESS)
  低度恶性子宫内膜间质肉瘤(low-grade ESS)
  高度恶性子宫内膜间质肉瘤(high-grade ESS)
- 子宫内膜未分化肉瘤(undifferentiated endometrial sarcoma, UES)
- 其他罕见类型:包括腺肉瘤、血管周上皮样细胞肿瘤及横纹肌肉瘤等

注:2014 年 WHO 将癌肉瘤归入子宫内膜癌

二、诊断

1. 临床表现

(1)发病年龄:子宫平滑肌肉瘤,可发生于任何年龄,一般为 40~60 岁。低级别子宫内膜间质肉瘤发病较年轻,平均发病年龄为 34.5 岁,而高级别者平均年龄为 50.8 岁。

(2)症状:子宫肉瘤一般无特殊症状,可表现为类似子宫肌瘤或子宫内膜息肉的症状。

1)阴道不规则流血:为最常见的症状(53%~68%)。

2)下腹部包块及疼痛、下坠等不适感(14%~48%)。

3)压迫症状:肿物较大时则压迫膀胱或直肠,出现尿急、尿频、尿潴留、便秘等症状。如压迫盆腔则影响下肢静脉和淋巴回流,出现下肢水肿等症状(22%)。

4)其他症状:晚期可出现消瘦、全身乏力、贫血、低热等症状。

（3）体征

1）子宫平滑肌肉瘤：可位于子宫黏膜下和肌壁间，可与子宫肌瘤同时存在。

2）子宫内膜间质肉瘤：可表现为宫颈口或阴道内发现质脆、易出血的息肉样肿物，如肿物破溃合并感染，可有极臭的阴道分泌物，也常合并贫血、子宫增大及盆腔肿物。

3）下腹部包块，约 1/3 患者可见。

2. 辅助检查

（1）阴道彩色多普勒超声检查：可初步鉴别诊断子宫肉瘤和子宫肌瘤，应注意肿瘤血流信号和血流阻力指数（resistance index，RI）。

（2）诊断性刮宫：是早期诊断子宫肉瘤的方法之一，刮宫对子宫内膜间质肉瘤有较大诊断价值，对子宫平滑肌肉瘤的诊断价值有限。

（3）术中剖视标本：应在子宫切除后立即切开标本检查，注意切面是否呈鱼肉状，质地是否均匀一致，有无出血、坏死，有无包膜，有无编织状结构，必要时作快速病理诊断。

（4）病理诊断：子宫肉瘤诊断主要依靠石蜡病理切片。子宫内膜间质肉瘤应行雌激素/孕激素受体检测。常见子宫肉瘤病理诊断标准如下：

1）子宫平滑肌肉瘤：肿瘤多数为单个，以肌壁间多见，可呈弥漫性生长，与肌层界限不清。切面呈鱼肉状，典型的漩涡结构消失，有灶性或片状出血或坏死。镜下可见：①细胞异常增生，排列紊乱，漩涡状排列消失；②细胞核异型性明显；③肿瘤组织病理性核分裂象 ≥10/10HPFs；④凝固性、地图样肿瘤细胞坏死。

2）子宫内膜间质肉瘤：子宫内膜间质肉瘤可形成息肉状或结节自子宫内膜突向宫腔或突至宫颈口外，肿瘤蒂宽，质软脆；也可似平滑肌瘤位于子宫肌层内，浸润子宫肌层，呈结节状或弥漫性生长。肿瘤切面质地柔软，似生鱼肉状，伴出血、坏死时，则可见暗红、棕褐或灰黄色区域。

A. 低级别子宫内膜间质肉瘤：可表现特征性的宫旁组织或子宫外盆腔内似蚯蚓状淋巴管内肿瘤。镜下特征：瘤细胞像增殖期子宫内膜间质细胞，肿瘤细胞轻度核异型，核分裂象≤10/10HPFs，坏死罕见。肿瘤内血管较多，肿瘤沿扩张的血管淋巴管生长，呈舌状浸润周围平滑肌组织。雌激素受体（ER）和孕激素受体（PR）阳性，DNA 倍体多为二倍体。

B. 高级别子宫内膜间质肉瘤：其与低级别子宫内膜间质肉瘤相比，肿瘤体积更大，出血坏死更明显，缺乏蚯蚓状淋巴管内肿瘤的特征。镜下可见瘤细胞呈梭形或多角形，异型性明显；核分裂象≥10/10HPFs；瘤细胞可排列成上皮样细胞巢、索和片状；瘤细胞可沿淋巴窦或血窦生长或侵入肌层，常常伴有坏死。

C. 未分化子宫内膜肉瘤：大体标本呈息肉样，质软，糟脆，剖面灰黄色，有显著的出血、坏死。镜下可见破坏性肌层浸润，细胞核深染、异型明显，核分裂活跃，≥10/10HPL，肿瘤组织广泛坏死。形态上缺乏平滑肌或子宫内膜间质分化，必须广泛取材，以免误诊为癌肉瘤或未分化的子宫内膜癌。

三、转移

子宫肉瘤的转移途径主要有以下 3 种：

1. 血行播散 是平滑肌肉瘤的主要转移途径。低级别子宫内膜间质肉瘤以宫旁血管内瘤栓较为多见。

2. 直接浸润 可直接蔓延到子宫肌层甚至浆膜层。高级别子宫内膜间质肉瘤和未分化子宫内膜肉瘤局部侵袭性强，常有肌层浸润及破坏性生长。

3. 淋巴结转移 高级别子宫内膜间质肉瘤和未分化子宫内膜肉瘤较易发生淋巴结转移。

四、分期

2009 年 FIGO 对子宫肉瘤进行分期，其将子宫肉瘤按照不同组织分类进行分期（表 5-2、表 5-3）。在子宫肉瘤分期中，不仅将肿瘤浸润深度、淋巴结受累等列入分期中，对子宫平滑肌肉瘤还将肿瘤大小纳入分期。

表 5-2 子宫平滑肌肉瘤/子宫内膜间质
肉瘤分期（FIGO，2009 年）

Ⅰ期	肿瘤局限于宫体
ⅠA	肿瘤<5cm
ⅠB	肿瘤>5cm
Ⅱ期	肿瘤侵犯盆腔
ⅡA	附件受累
ⅡB	盆腔其他组织受累
Ⅲ期	肿瘤侵犯腹腔内器官(不仅仅是肿瘤突出达腹腔)
ⅢA	一个部位被侵犯
ⅢB	一个以上部位被侵犯
ⅢC	盆腔和/或腹主动脉旁淋巴结转移

Ⅳ期	累及膀胱和/或直肠黏膜及远处转移
ⅣA	累及膀胱和/或直肠黏膜
ⅣB	远处转移

表 5-3　子宫腺肉瘤分期(FIGO,2009)

Ⅰ期	肿瘤局限于宫体
ⅠA	肿瘤局限于子宫内膜/宫颈内膜,无肌层侵犯
ⅠB	肌层浸润≤1/2
ⅠC	肌层浸润>1/2
Ⅱ期	肿瘤侵犯盆腔
ⅡA	附件受累
ⅡB	盆腔其他组织受累
Ⅲ期	肿瘤侵犯腹腔内器官(不仅仅是肿瘤突出达腹腔)
ⅢA	一个部位被侵犯
ⅢB	一个以上部位被侵犯
ⅢC	盆腔和/或腹主动脉旁淋巴结转移
Ⅳ期	累及膀胱和/或直肠黏膜及远处转移
ⅣA	累及膀胱和/或直肠黏膜
ⅣB	远处转移

五、治疗

以手术治疗为主,辅以放疗或化疗。

1. **手术治疗**　手术是子宫肉瘤主要的治疗方法。子宫肉瘤的手术强调完整切除和取出,对于术前怀疑子宫肉瘤者,禁用子宫粉碎器。

(1)子宫平滑肌肉瘤和低级别子宫内膜间质肉瘤:行全子宫和双附件切除术,不推荐系统淋巴结切除,但应切除可疑转移的淋巴结。年轻的早期子宫平滑肌肉瘤患者,肿瘤恶性程度较低者,可考虑保留卵巢。

(2)高级别子宫内膜间质肉瘤和未分化子宫内膜肉瘤:淋巴结转移率文献报道不一(7%~19%),是否系统切除淋巴结尚有争议,早期患者特别是肿瘤局限于子宫者,淋巴结切除术并不能使患者受益,基本手术方式为全子宫+双附件切除术。晚期患者特别是有子宫外病变者需行肿瘤细胞减灭术。

2. 术后辅助治疗

(1)子宫平滑肌肉瘤:术后放疗有利于减少局部复发,但一般认为并不改善总生存率。晚期患者还可联合化疗,对改善预后可能有益,阿霉素、多西环素或吉西他滨的反应率为27%~36%。有辅助化疗指征者,通常建议4~6个疗程化疗。

(2)子宫内膜间质肉瘤:Ⅰ期低级别子宫内膜间质肉瘤患者,术后观察或辅助内分泌治疗;Ⅱ期及以上者,推荐内分泌治疗±放疗。内分泌治疗药物主要包括:醋酸甲地孕酮、醋酸甲羟孕酮、芳香酶抑制剂、GnRH类似物等。

Ⅱ期及以上的高级别子宫内膜间质肉瘤可选用化疗。推荐的化疗方案是:多柔比星、多喜紫杉醇联合吉西他滨、多柔比星联合奥拉木单抗(olaratumab)。通常建议4~6个疗程化疗。

(3)未分化子宫内膜肉瘤:建议辅助化疗,文献报道多柔比星和异环磷酰胺有效率较高。放疗疗效尚不确定。

六、随访

术后每 3 ~ 6 个月随访一次,重视肺部 X 线或 CT 检查。

七、复发性子宫肉瘤的治疗

子宫肉瘤患者经治疗后,复发率仍很高,Ⅰ期复发率为 50% ~ 67%,Ⅱ ~ Ⅲ期复发率可高达 90.0%。对于复发后的治疗,目的是缓解症状、延长生存期。

1. **手术为主的综合治疗** 子宫肉瘤经治疗后复发,如果复发部位在盆腔,且为中心性复发,主张尽可能再次手术,切除复发病灶,术后辅以放疗、化疗等。也可考虑术前化疗或放疗。

2. **化疗为主的综合治疗** 适用于远处复发转移者,无论何种组织类型、早期或晚期肿瘤的远处转移复发,应行全身性化疗。子宫内膜间质肉瘤复发者,应加用孕激素治疗。

3. **放疗** 盆腔部位复发者,如果手术无法切除复发病灶,可选择放射治疗。放疗需根据复发的部位和以前辅助治疗的情况来制订放疗计划。

(王建六　魏丽惠　谢　幸　孔北华

赵　霞　哈春芳　梁志清)

参 考 文 献

1. 孙建衡,盛修贵,白萍.妇科肿瘤学.2 版.北京:北京大学医学出版社,2019.

2. 曹泽毅.中华妇产科学.3 版.北京:人民卫生出版社,2013.

3. Ayhan A,Reed N,Gültekin M,Dursun P.Textbook of Gyneco-

logical Oncology.Ankara:Gunes Publishing,2017.

4. Chi D,Berchuck A,Dizon DS,et al.Principles and practice of gynecologic oncology. Philadelphia: Lippincott Williams & Wilkins,2017.

5. Di Saia PJ,Creasman WT,Mannell RS,et al.Clinical Gyneco-logic Oncology（E book）.9th edition.Elsevier,2018.

第六章

卵巢恶性肿瘤

卵巢恶性肿瘤是女性生殖器常见的恶性肿瘤之一。由于卵巢位于盆腔深部,早期病变不易发现,一旦出现症状多属晚期。近二十年来,由于有效化疗方案的应用,使卵巢恶性生殖细胞肿瘤的治疗效果有了明显的提高,死亡率从90%降至10%。随着紫杉醇的问世以及与铂类联合应用,卵巢上皮性癌5年生存率已经接近50%,但是总生存率没有明显的变化,病死率仍居妇科恶性肿瘤首位,主要原因是70%的卵巢上皮性癌在就诊时已为晚期,治疗后70%将复发,因此难以治愈。近年卵巢上皮癌起源的研究有新的进展,国内外越来越多的研究证据表明,浆液性卵巢癌(包括高级别和低级别)起源于输卵管。卵巢上皮癌已成为严重威胁妇女生命和健康的主要肿瘤,对其早期诊断及治疗存在着颇多问题和争论,仍是当今妇科肿瘤界面临的严峻挑战。

一、诊断

1. 病史

(1)危险因素:卵巢癌的病因未明,多为散发,无基因突变女性终生患卵巢癌的风险为1%~2%。年龄的增长、未产或排卵增加、促排卵药物的应用等,以及乳腺癌、结肠癌或子宫内膜癌的个人史及卵巢癌家族史,被视为危险因素。

(2)遗传因素:遗传性乳腺癌-卵巢癌综合征(hereditary breast and ovarian cancer syndrome,HBOC):尤其是 *BRCA1* 或 *BRCA2* 基因存在致病性突变者,发病风险显著增加,并随年龄增长,患病风险逐渐增加,到 70 岁时累计患病风险高达 51% 及 17%。病理类型多为浆液性腺癌。另外,常见的综合征如林奇综合征(lynch syndrome,LS)、黑斑息肉综合征(Peutz-Jeghers syndrome,PJS),发病年龄早,同时患多系统肿瘤和同种肿瘤在家族中同时出现。

(3)"卵巢癌三联症":即年龄 40~60 岁、卵巢功能障碍、胃肠道症状,需提高对卵巢癌的警戒。

2. **症状**　卵巢恶性肿瘤早期常无症状,部分患者可在妇科检查时发现。晚期主要临床表现为腹胀、腹部肿块及腹水,症状的轻重决定于:①肿瘤的大小、位置、侵犯邻近器官的程度;②肿瘤的组织学类型;③有无并发症。

(1)压迫症状:由于肿瘤生长较大或浸润邻近组织所致。

(2)播散及转移症状:由于腹膜种植引起的腹水,肠道转移引起的消化道症状等。

(3)内分泌症状:由于某些卵巢肿瘤所分泌的雌激素、睾酮的刺激,可发生性早熟、男性化、闭经、月经紊乱及绝经后出血等。

(4)急腹痛症状:由于肿瘤破裂、内出血、扭转等所致。

3. **体征**

(1)全身检查:特别注意乳腺、区域淋巴结、腹部膨隆、肿块、腹水及肝、脾、直肠检查。

（2）盆腔检查：双合诊和三合诊检查子宫及附件，注意附件肿块的位置、侧别、大小、形状、边界、质地、表面状况、活动度、触痛及直肠子宫陷凹结节等。

应强调盆腔肿块的鉴别，以下情况应注意为恶性：①实性或囊实性；②双侧；③肿瘤不规则、表面有结节；④粘连、固定、不活动；⑤腹水，特别是血性腹水；⑥直肠子宫陷凹结节；⑦生长迅速；⑧恶病质，晚期可有大网膜肿块在上腹部触及、肝脾大及消化道梗阻表现。

4. 辅助检查

（1）腹水或腹腔冲洗液细胞学：腹水明显者，可直接从腹部穿刺，为减轻患者症状，必要时也可留置腹腔穿刺管；若腹水少或不明显，可从后穹窿穿刺。所得腹水经离心浓缩，固定涂片，进行细胞学检查。

（2）肿瘤标志物

1）CA125：80%的卵巢上皮癌 CA125 水平高于 35U/L，90% 以上的晚期卵巢癌 CA125 水平的消长与病情缓解或恶化相一致，尤其对浆液性腺癌更有特异性。

2）HE4：即人附睾蛋白 4（human epididymis protein 4），是一种新的卵巢癌肿瘤标志物。正常生理情况下，HE4 在人体中有非常低水平的表达，但在卵巢癌组织和血清中均高度表达，可用于卵巢癌的早期检测、鉴别诊断、治疗监测及预后评估。88%的卵巢癌都会出现 HE4 升高的现象。与 CA125 相比，HE4 的敏感度更高、特异性更强，尤其是在疾病初期无症状表现的阶段。疾病早期 HE4 诊断的敏感度是 82.7%，而 CA125 却仅有 45.9%。HE4 与 CA125

两者联合应用,诊断卵巢癌的敏感性可增加到 92%,并将假阴性结果减少 30%,大大增加了卵巢癌诊断的准确性。

3) CA199 和 CEA 等肿瘤标志物对卵巢黏液性癌的诊断价值较高。

4) AFP:对卵巢卵黄囊瘤有特异性价值,或者未成熟畸胎瘤、混合性无性细胞瘤中含卵黄囊成分者均有诊断意义。

5) hCG:对于原发性卵巢绒癌有特异性。

6) 性激素:颗粒细胞瘤、卵泡膜细胞瘤可产生较高水平的雌激素。极少数黄素化时,亦可有睾酮分泌。支持细胞肿瘤可有雄激素水平升高。

(3) 影像学检查

1) 超声检查:对于盆腔肿块的检测有重要意义,可描述肿物大小、部位、质地等。良恶性的判定依经验而定,可达 80%~90%,也可显示腹水。通过彩色多普勒超声扫描,能测定卵巢及其新生组织血流变化,有助诊断。

2) 盆腔或/和腹部 CT 及 MRI:对判断肿瘤的分布、淋巴结转移、肝脾转移和确定手术方式有参考价值。特别是盆腔增强 MRI,对判断卵巢肿瘤性质及与周围脏器的关系有重要帮助。

3) 胸部、腹部 X 线片:对判断有无胸腔积液、肺转移和肠梗阻有诊断意义。胸部 CT 有助于胸部转移情况的诊断。

(4) 必要时选择的检查

1) 纤维结肠镜、胃镜检查:提供是否有胃肠道原发性癌卵巢转移的证据。

2)肾图、肾血流图、静脉肾盂造影或 CT 泌尿系统重建:观察肾脏的分泌及排泄功能、了解泌尿系压迫或梗阻情况。

3)PET/CT 检查:有助于对卵巢肿瘤进行定性和定位诊断,特别是其他系统有无肿瘤累及,是术前评估肿瘤扩散程度,进行分期的有效方法。

4)腹腔镜检查:对可疑卵巢恶性肿瘤者行腹腔镜检查可明确诊断。同时通过腹腔镜的观察,可以对疾病的严重程度进行评估,决定手术的可行性,如果经过腹腔镜评估认为经过手术很难达到满意的肿瘤细胞减灭,应该选择新辅助化疗,然后再进行间歇性肿瘤细胞减灭术。若肿块过大或达脐耻中点以上、腹膜炎及肿块粘连于腹壁,则不宜进行此检查。腹腔镜检查的作用:①取得活体组织,进行组织病理学诊断,从而明确诊断;②判断肿瘤播散转移程度,进行初步临床分期。

5. 确诊依据 明确卵巢癌诊断的依据是肿瘤的组织病理学。对于因肿瘤转移广泛和/或一般情况差等原因,不能直接行肿瘤细胞减灭术的患者,可以通过穿刺活检或腹腔镜探查活检取得组织学诊断,再开始进行新辅助化疗。腹水细胞学、影像学和肿瘤标志物结果均不能作为卵巢癌的确诊依据。但是,如果一般情况极差不能进行组织学检查,必须在患者充分知情的基础上可以考虑根据腹水细胞学开始治疗。

卵巢恶性肿瘤的诊断需与以下疾病鉴别:①子宫内膜异位症;②结核性腹膜炎;③生殖道以外的肿瘤;④转移性卵巢肿瘤;⑤慢性盆腔炎;⑥陈旧性异位妊娠;⑦输卵管卵巢脓肿。

二、卵巢肿瘤组织学分类

卵巢肿瘤组织学分类较为繁杂,WHO 在 2014 年对卵巢癌组织学分类进行了修订,详细见表 6-1。

表 6-1 卵巢恶性肿瘤分类(WHO,2014)

上皮肿瘤

浆液性肿瘤

交界性

  浆液性交界性肿瘤/不典型增生性浆液性肿瘤

  浆液性交界性肿瘤-微乳头亚型/非浸润性低级别浆液性癌

恶性

  低级别浆液性癌

  高级别浆液性癌

黏液性肿瘤

交界性

  黏液性交界性肿瘤/不典型增生性黏液性肿瘤

恶性

  黏液腺癌

子宫内膜样肿瘤

交界性

  子宫内膜样交界性肿瘤/不典型增生性内膜样肿瘤

恶性

  子宫内膜样癌

透明细胞肿瘤

交界性

  透明细胞交界性肿瘤/不典型增生性透明细胞肿瘤

恶性

  透明细胞癌

续表

Brenner 肿瘤

交界性

    交界性 Brenner 瘤/不典型增生性 Brenner 瘤

恶性

    恶性 Brenner 瘤

浆液黏液性肿瘤

交界性

    浆液黏液性交界性肿瘤/不典型增生性浆液黏液性肿瘤

恶性

    浆液黏液性癌

未分化癌

间叶性肿瘤

低级别子宫内膜样间质肉瘤

高级别子宫内膜样间质肉瘤

混合性上皮和间叶肿瘤

腺肉瘤

癌肉瘤

性索-间质肿瘤

卵泡膜细胞瘤

纤维肉瘤

恶性类固醇细胞瘤

成年型粒层细胞瘤

幼年型粒层细胞瘤

混合性性索-间质肿瘤

支持-间质细胞肿瘤

非特异性性索-间质肿瘤

续表

生殖细胞肿瘤

无性细胞瘤

卵黄囊瘤

胚胎性癌

非妊娠性绒毛膜癌

未成熟性畸胎瘤

混合性生殖细胞肿瘤

单胚层畸胎瘤和起源于皮样囊肿的体细胞型肿瘤

恶性甲状腺肿

甲状腺肿类癌

黏液性类癌

皮脂腺癌

鳞状细胞癌

生殖细胞-性索-间质肿瘤

性腺母细胞瘤,包括性腺母细胞瘤伴恶性生殖细胞肿瘤

不能分类的混合性生殖细胞-性索-间质肿瘤

杂类肿瘤

卵巢网腺癌

小细胞癌,高钙血症型

小细胞癌,肺型

淋巴和髓系肿瘤

淋巴瘤

浆细胞瘤

髓系肿瘤

继发性肿瘤

三、卵巢恶性肿瘤分期(FIGO,2014)

见表 6-2。

表 6-2 卵巢癌、输卵管癌、腹膜癌手术
病理分期（FIGO,2014）

期别	病变情况
Ⅰ期	肿瘤局限于卵巢或输卵管
ⅠA 期	肿瘤局限于一侧卵巢（包膜完整）或输卵管,卵巢和输卵管表面无肿瘤；腹水或腹腔冲洗液未找到癌细胞
ⅠB 期	肿瘤局限于双侧卵巢（包膜完整）或输卵管,卵巢和输卵管表面无肿瘤；腹水或腹腔冲洗液未找到癌细胞
ⅠC 期	肿瘤局限于单或双侧卵巢或输卵管,并伴有如下任何一项：
ⅠC1 期	手术导致肿瘤破裂
ⅠC2 期	手术前肿瘤包膜已破裂或卵巢、输卵管表面有肿瘤
ⅠC3 期	腹水或腹腔冲洗液发现癌细胞
Ⅱ期	肿瘤累及一侧或双侧卵巢或输卵管并有盆腔扩散（在骨盆入口平面以下）或原发性腹膜癌
ⅡA 期	肿瘤蔓延至或种植到子宫和/或输卵管和/或卵巢
ⅡB 期	肿瘤蔓延至其他盆腔内组织
Ⅲ期	肿瘤累及单侧或双侧卵巢、输卵管或原发性腹膜癌,伴有细胞学或组织学证实的盆腔外腹膜转移或证实存在腹膜后淋巴结转移
ⅢA 期	
ⅢA1 期	仅有腹膜后淋巴结阳性（细胞学或组织学证实）

续表

期别	病变情况
ⅢA1(i)期	转移灶最大直径≤10mm
ⅢA1(ii)期	转移灶最大直径>10mm
ⅢA2 期	显微镜下盆腔外腹膜受累,伴或不伴腹膜后阳性淋巴结
ⅢB 期	肉眼盆腔外腹膜转移,病灶最大直径≤2cm,伴或不伴腹膜后阳性淋巴结
ⅢC 期	肉眼盆腔外腹膜转移,病灶最大直线>2cm,伴或不伴腹膜后阳性淋巴结(包括肿瘤蔓延至肝包膜和脾,但无转移到脏器实质)
Ⅳ期	超出腹腔外的远处转移
ⅣA 期	胸腔积液中发现癌细胞
ⅣB 期	腹腔外器官实质转移(包括肝实质转移和腹股沟淋巴结和腹腔外淋巴结转移)

四、卵巢恶性肿瘤的治疗原则

治疗原则:以手术为主,辅助化疗、靶向治疗及维持治疗。

1. **手术治疗** 当确定卵巢肿瘤诊断后,应行手术治疗。大多数采用开腹手术,腹腔镜手术需要严格筛选,谨慎进行。

(1)全面分期手术(comprehensive staging laparotomy):肿瘤局限于卵巢或盆腔时行分期手术:①腹部足够大的纵切口。②全面探查。③腹腔细胞学(腹水或盆腔、结肠侧沟、横膈冲洗液)。④大网膜切除。⑤全子宫和双侧附件切除。⑥对腹膜表面进行全面诊视,可能潜在转移的腹膜组织或粘连组织都要切除或病理活检;如果没有可疑病灶,则需进行腹膜随机活检并至少包括双侧盆腔、双侧结肠旁沟、膈下(也可使用细胞刮片进行膈下细胞学取样和病理学检查)。⑦盆腔及腹主动脉旁淋巴结切除术(达到肠系膜下动脉水平,或至肾血管水平)。黏液性肿瘤需切除阑尾。术后详细记录病灶转移情况、手术范围和方式、残余病灶大小及位置、肿物是否破裂,并记录破裂方式为自发破裂或手术所致。

早期患者,经严格选择、评估可以完整取出肿物的情况下,可以考虑选择腹腔镜完成分期手术。

(2)再分期手术(re-staging laparotomy):指首次手术未明确分期,亦未用化疗而施行的全面探查和分期手术。为了排除可能存在的隐匿的更晚期卵巢癌,必须进行全面的手术分期,因为约30%患者在全面分期术后肿瘤分期提高。

(3)肿瘤细胞减灭术(cytoreductive surgery):肿瘤已扩散至上腹部时行肿瘤细胞减灭术,原则是尽最大努力切除原发灶及一切转移瘤,使残余癌灶直径<1cm(满意的肿瘤细胞减灭术),争取达到无肉眼可见残余病灶。手术内容包括:①当腹腔无明确受累,应取腹水或腹腔冲洗液进行细胞学检查;②全子宫双侧附件及盆腔肿块切除,卵巢动、静脉高位结扎;③切除大网膜,尤其是受累的网膜必须切除,如果小网膜受累也应切除;④切除可疑受累或增大的淋巴结;⑤为了达到满意的肿瘤细胞减灭术可以采取某些特殊的手术措施,包括肠切除、部分横膈或腹

膜剥除、脾切除、部分肝切除、胆囊切除、胃部分切除、膀胱部分切除、输尿管膀胱种植、胰尾切除、阑尾切除等。术后详细记录病灶转移情况、手术范围和方式、残余病灶大小及部位。

（4）间歇性（"中间性"或"间隔"）肿瘤细胞减灭术（interval cytoreductive surgery）：对于某些晚期卵巢癌，术前评估或术中评估或腹腔镜下评估难以达到满意的肿瘤细胞减灭，则可在取得病理证据后先行全身化疗（新辅助化疗），然后再行间歇性肿瘤细胞减灭术。这种治疗策略不影响最终的肿瘤结果，可以明显地提高手术质量和减少围手术期并发症，减低手术难度，是一种可选择的治疗手段。

如果由于各种原因初次手术减瘤未满意，可先化疗，于第四疗程前再次评估，如果肿瘤可以切除，可施行间歇性肿瘤细胞减灭术。

（5）再次肿瘤细胞减灭术（re-cytoreductive surgery）：指对复发瘤的手术，当评估可以满意减瘤时，可以进行，且临床获益；不能满意减瘤的再次肿瘤细胞减灭术，不能使临床获益。

（6）保留生育功能的手术：最常见的术式为保留健侧附件及子宫。对于某些年轻患者，切除患侧附件保留子宫也可以作为保留生育功能的选择。临床判断为分化好和/或低风险恶性肿瘤（恶性生殖细胞肿瘤、Ⅰ期上皮癌和恶性性索间质肿瘤）及交界性肿瘤，可以选择保留生育功能的手术。需要进行全面的手术分期以排除更晚期疾病，但临床判断早期的儿童或青春期恶性生殖细胞肿瘤可以不进行分期手术。

（7）辅助性姑息手术：对接受姑息治疗的晚期卵巢癌患者，如有可能需要行以下辅助性手术：腹腔穿刺术或留置腹腔引流管，胸腔穿刺术或胸膜融合术或胸腔镜下留置胸腔导管，放置输尿管支架或肾造瘘术，胃造瘘术或放置肠道支架或行肠造瘘术缓解肠梗阻。

（8）腹腔镜手术在卵巢癌治疗中的应用：腹腔镜下的肿瘤细胞减灭术，常因不能满意减瘤，备受争议，而分期手术应在无瘤原则下谨慎进行。

2. *BRCA1/2*基因检测　至少有 15%的非黏液性上皮性卵巢癌患者有 *BRCA1* 或 *BRCA2* 胚系突变。因此，对所有经手术病理证实的非黏液性上皮性卵巢癌患者，不管有无卵巢癌或乳腺癌家族史，都应推荐 *BRCA1/2* 基因检测。如果 *BRCA* 基因突变为阴性，则应检测同源重组基因缺陷（HRD）。基因检测的结果有助于指导化疗、后续维持治疗及预测患者预后。若患者一级亲属经检测也存在 *BRCA1/2* 胚系突变，可建议实施降风险的输卵管卵巢切除。

3. 化疗

（1）卵巢上皮癌的一线化疗方案：TP（紫杉醇+顺铂）腹腔静脉联合化疗、TC（紫杉醇、卡铂）静脉化疗、DC（多西紫杉醇、卡铂）静脉化疗、剂量密集型 TC 静脉化疗（dd-TC）、TC（紫杉醇+卡铂）低剂量周疗静脉化疗、TC 静脉化疗联合贝伐株单抗、PLD-C（脂质体阿霉素、卡铂）。PC（顺铂+环磷酰胺）对于某些经济困难的患者仍有价值（表 6-3）。

卵巢黏液性腺癌除了以上一线方案，还可以使用消化道肿瘤的化疗方案：5-FU+四氢叶酸+奥沙利铂或卡培他滨+奥沙利铂。

表 6-3　卵巢上皮癌常用联合化疗方案

方案	药物	剂量及方法	疗程间隔
TP	紫杉醇（T）	D1:135mg/m², 静脉滴注, 超过 3h 或 24h	3 周
	顺铂（P）	D8:60mg/m², 腹腔注射	
		D2:75~100mg/m², 腹腔注射	
TC	紫杉醇（T）	D1:175mg/m², 静脉滴注, 超过 3h	3 周
	卡铂（C）	D1:AUC 5~6, 静脉滴注, 超过 1h	
DC	多西他赛（D）	D1:60~75mg/m², 静脉滴注, 超过 1h	3 周
	卡铂（C）	D1:AUC 5~6, 静脉滴注, 超过 1h	
dd-TC	紫杉醇（T）	D1,D8,D15:80mg/m², 静脉滴注, 超过 1h	3 周
	卡铂（C）	D1:AUC 5~6, 静脉滴注, 超过 1h	
PLD-C	脂质体阿霉素（PLD）	D1:30mg/m², 静脉滴注	4 周
	卡铂（C）	D1:AUC 5, 静脉滴注	

续表

方案	药物	剂量及方法	疗程间隔
TC-BEV	紫杉醇(T)	D1:135mg/m², 静脉滴注, 超过3h	3周
	卡铂(C)	D1:AUC 5~6, 静脉滴注, 超过1h	
	贝伐珠单抗(BEV)	D1:7.5mg/kg, 静脉滴注, 30~90min, 从化疗的第二程开始, 化疗完成后再进行12个疗程或D1:15mg/kg, 静脉滴注, 30~90min, 从化疗的第二程开始, 化疗完成后再继续应用至22个疗程	
PC	顺铂(P)	D1:70mg/m², 静滴滴注	3~4周
	环磷酰胺(C)	D1:700mg/m², 静滴滴注	

年龄>70岁的老年患者或因并发症经临床医师评估不能耐受常规一线化疗的卵巢癌患者可以考虑以下方案:①卡铂 AUC 5 静脉化疗,每 3 周 1 个疗程;②紫杉醇 135mg/m² +卡铂 AUC 5 静脉化疗,每 3周 1 个疗程;③紫杉醇 60mg/m² +卡铂 AUC 2 静脉化疗,每周 1 次,3 周为 1 个疗程,连续 18 周。

(2)卵巢癌的新辅助化疗(neoadjuvant chemotherapy):新辅助化疗后行间歇性细胞减灭术的做法目前仍有争议。对于肿瘤分布广泛伴有腹水无法满意减瘤的Ⅲ~Ⅳ期卵巢癌可考虑进行新辅助化疗,但是需要由妇科肿瘤医师确定。化疗前必须有明确的病理诊断结果,组织可以通过腹腔镜或细针穿刺活检获得,当病情危重不能取得组织时,可以进行腹水穿刺,从而依据细胞学进行诊断,但是需要在患者充分知情的情况下,即细胞学诊断的不确定性。新辅助化疗一般 3 个疗程。对于对化疗有反应或疾病稳定者,间歇性细胞减灭术应该在新辅助化疗≤4个疗程时实施。新辅助化疗的临床意义主要是可以明显改善手术质量,提高手术彻底性,减低围手术期并发症,总生存率与手术减瘤后再化疗的治疗相当。

(3)腹腔热灌注化疗(hyperthermic intraperitoneal chemotherapy,HIPEC):腹腔热灌注是一种新型的腹腔内化疗,肿瘤细胞(40~43℃)与正常细胞(45℃)具有不同的温度耐受性,大量液体灌注可以机械性冲刷游离和坏死的癌细胞,利用肿瘤细胞不耐热,易在高热环境下变性坏死等特性来杀死肿瘤细胞和微小转移灶,增强机体免疫功能,肿瘤细胞加热后合成热休克蛋白,刺激机体的免疫系统,产生特异性免疫效应,对病灶产生免疫刺激,导致局部或远处病灶的消亡。2019 年,NCCN 指南中对于Ⅲ期卵巢癌推荐在中间性肿瘤细胞减灭术时使用腹腔热灌注化疗(顺铂 $100mg/m^2$)。

(4)紫杉醇过敏的替代方案:临床上少数患者可能出现对紫杉醇的过敏反应,应该尽量明确是否为溶剂或紫杉醇过敏。替代方案:多西紫杉醇+卡铂,或 2018 年 NCCN 指南推荐使用蛋白结合紫杉醇。

(5)卵巢癌的维持治疗:维持治疗对延长晚期卵巢癌的无进展生存期和无铂化疗间期,延缓复发,进而延长总生存期具有重要作用。2019 年 NCCN 指南推荐胚系或体系 *BRCA* 基因突变阳性的晚期卵巢癌患者,经过标准一线治疗(手术+辅助化疗)达到完全或部分缓解,可以使用奥拉帕利作为单药维持治疗。如果在一线化疗中已加入贝伐珠单抗,化疗结束后可继续使用贝伐株珠抗作为维持治疗或使用奥拉帕利维持治疗。最新临床试验结果提示,对于晚期高级别浆液性癌和高级别子宫内膜样癌,只要 *BRCA* 突变和/或 HRD 阳性,应用奥拉帕利单药或与贝伐珠单抗联合,或尼拉帕利单药维持治疗,均可延长无进展生存期。如果 BRCA 和 HRD 均阴性,则只有尼拉帕利可延长 PFS 2.7 个月。

4. 放疗 某些肿瘤对放疗非常敏感,对于残余瘤或淋巴结转移,或特殊部位的转移可行标记放疗。对于肿瘤体积较小的Ⅲ期卵巢癌患者,全腹腔放疗已经不再作为初始治疗或巩固治疗的选择。

五、随访与监测

1. 病情监测 卵巢癌易于复发,应长期予以随访和监测。随访和监测内容如下:

(1)临床症状、体征、全身及盆腔检查,强调每次随诊盆腔检查的重要性。

（2）肿瘤标志物：CA125、HE4、AFP、hCG 等。

（3）影像学检查：B 超、CT 及 MRI。

（4）正电子发射显像（PET/CT）。

（5）类固醇激素测定：雌激素、孕激素及雄激素（对某些肿瘤）。

（6）术后随访：术后 1~2 年内每 2~4 个月一次，术后 3~5 年内每 3~6 个月一次，5 年后每年一次。

2. 疗效评定

（1）复发标准：①盆腔检查发现肿物；②腹部检查发现肿物；③不可解释的肠梗阻；④出现腹水或胸腔积液，找到瘤细胞或肺部阴影；⑤淋巴结转移；⑥影像学检查（X 线、CT、MRI、B 超）及核素显像有阳性发现；⑦腹腔镜检查发现复发灶，并经病理学检查证实，腹腔冲洗液瘤细胞阳性；⑧CA125、hCG、AFP 等肿瘤标志物转阳性。

（2）评价标准

1）手术切净肿瘤，临床已无可测量的观察指标。①缓解：临床上未发现上述复发标准；②复发：符合上述标准中任何 1 项。

2）手术未切净肿瘤：临床仍有可测量观察指标。①缓解：肿瘤完全消失，标志物恢复正常达 3 个月以上；②进展：残留肿瘤超过原来体积的 50%。

六、卵巢交界性肿瘤的处理

卵巢交界性瘤占卵巢上皮瘤的 9.2%~16.3%。患者发病年龄较轻，平均 34~44 岁，合并妊娠者占 9%。具有下列特点：①易发生于生育年龄的妇女；②大多数肿瘤局限于卵巢；③在临床上有上皮卵巢癌的组织学特征,但缺少可确认的间质浸润,恶性程度较低;④对化疗不敏感;⑤多为晚期复发;⑥复发多仍为卵巢交界瘤。

1. 处理原则 手术为交界性肿瘤最重要、最基本的治疗,手术范围视患者年龄、生育状况、肿瘤累及范围而定。①年轻、有生育要求者:可在全面分期手术时行保留生育功能的手术。②年龄大或无生育要求者:行全子宫及双侧附件切除,大网膜、阑尾切除或施行肿瘤细胞减灭术。目前尚无证据显示淋巴结切除术会提高患者的生存率。有浸润性种植可视为低级别上皮癌,考虑采用与上皮卵巢癌相同的手术方式。

2. 原则上不给予术后辅助化疗。有浸润性种植者,术后也可施行 3~6 个疗程的化疗(方案同卵巢上皮癌)。

3. 预后与复发 卵巢交界性瘤恶性程度低、预后好,复发晚,复发率随时间推移而增加。交界性肿瘤复发应积极考虑手术的切除,术后随诊观察,但术后病理如确定有浸润种植,建议辅助化疗。交界性瘤复发,再次手术仍可达到较好的结果。

七、早期卵巢上皮癌的处理

早期卵巢上皮性癌是指 FIGO Ⅰ、Ⅱ 期卵巢癌。全面的分期手术是早期卵巢上皮癌最基本,也是最重要的治疗手段。通过手术,早期卵巢上皮癌可以分为低危和高危两大类。低危组包括所有 FIGO ⅠA和ⅠB 期肿瘤分化好的患者,预后良好,90%以上患者可长期无瘤存活。高危组包括所有ⅠA和ⅠB中分化到低分化的癌患者,以及ⅠC 期和所有卵巢透明细胞癌患者,预后不良。有高危因素的患者,

30%~40%有复发的危险,25%~30%在首次手术后5年内死亡。这些患者在全面手术分期结束后,还需要进行辅助化疗。

早期卵巢上皮癌的术后化疗指征:

1. 未进行全面的分期手术。

2. 透明细胞癌。

3. 中分化或低分化肿瘤(G_2、G_3)。

4. 卵巢表面有肿瘤生长,肿瘤破裂或包膜不完整,腹水或腹腔冲洗液阳性(ⅠC)。

5. Ⅱ期。

6. 肿瘤与盆腔粘连,未送病理除外转移。

化疗方案及疗程:卵巢上皮癌一线化疗方案,Ⅰ期3~6个疗程(2019年NCCN指南建议,Ⅰ期卵巢浆液性癌的化疗为6个疗程)。Ⅱ期6个疗程。

八、晚期卵巢上皮癌的处理

晚期卵巢上皮癌的标准治疗模式:治疗初始应进行肿瘤细胞减灭术,尽最大可能使残余肿瘤直径<1cm。对于满意的肿瘤细胞减灭术后的Ⅲ期患者,应该考虑TP腹腔静脉联合化疗,虽然静脉联合腹腔化疗有较好的疗效,但是副作用大于单纯静脉化疗,因此应该使患者知情,或选择其他一线化疗方案(见表6-3),胚系或体系 *BRCA* 基因突变阳性患者在一线化疗结束后,推荐使用PARP抑制剂(奥拉帕利)作为维持治疗。

九、复发性卵巢上皮癌的诊断与治疗

1. 复发性卵巢癌的定义

(1)复发(recurrence,relapse):经过满意的肿瘤细胞减灭术和正规足量的化疗达到临床完全缓解,停药后临床上再次出现肿瘤复发的证据,视为复发。

(2)未控(failure of the treatment)或难治:虽然经过肿瘤细胞减灭术和正规足量的化疗,但肿瘤仍进展或稳定。

2. 复发性卵巢癌的分型

(1)依据有无临床表现及影像学证据

1)生化复发:仅有 CA125 水平升高而无临床表现及影像学证据。

2)临床复发:有临床表现及影像学证据伴或不伴 CA125 水平升高。

(2)依据复发的时间

1)铂敏感型:定义为对初期以铂类药物为基础的治疗有明确反应,且已经达到临床缓解,停用化疗 6 个月以上疾病复发。

2)铂耐药型:定义为对初期铂类为基础的化疗有反应,且已经达到临床缓解,停用化疗 6 个月以内疾病复发。

3. 复发性卵巢癌的治疗前评估

(1)详细复习病史,包括:①手术分期;②组织学类型和分级;③手术的彻底性;④残余瘤的大小及部位;⑤术后化疗的方案、途径、疗程、疗效和不良反应;⑥停用化疗的时间;⑦出现复发的时间等。

(2)对复发性卵巢癌分型及影像学检查对复发灶进行定位分析评估。

(3)对患者的生活状态(PS)进行评分,对患者重要器官的功能进行评估。

4. 治疗基本原则　在选择复发性卵巢癌治疗方案时,对所选择方案的预期毒性作用及其对整个生活质量的影响都应该加以重点考虑。在制订化疗方案时,通常根据前次治疗期间对铂类药物的敏感性进行选择。

5. **复发性卵巢癌的化疗** 复发性卵巢癌的治疗极为困难,以反复复发为特点,常以综合治疗为原则,常见化疗方案如表 6-4 所示。

表 6-4 复发性卵巢上皮癌的化疗方案选择

复发类型	首选化疗方案	靶向药物(单药治疗)	其他药物
铂敏感复发	卡铂+脂质体多柔比星	贝伐珠单抗	芳香化酶抑制剂
	卡铂+吉西他滨	奥拉帕利	三苯氧胺
	卡铂+紫杉醇	尼拉帕利	醋酸甲地孕酮
	顺铂+吉西他滨		醋酸亮丙瑞林
	卡铂+紫杉醇周疗		
	卡铂+白蛋白结合型紫杉醇		
	卡铂+多西他赛		
	卡铂		
	顺铂		
	顺铂+伊立替康(透明细胞癌)		

复发类型	首选化疗方案	靶向药物（单药治疗）	其他药物
铂耐药复发	脂质体多柔比星±贝伐珠单抗	贝伐珠单抗	
	紫杉醇周疗	奥拉帕利	
	多西他赛	尼拉帕利	
	依托泊苷口服		
	吉西他滨		
	拓扑替康		

有肠穿孔风险的患者禁用贝伐珠单抗。

2018年NCCN指南，PARP抑制剂（奥拉帕利、尼拉帕利、鲁卡帕利）被推荐用于铂敏感复发卵巢癌患者（无论是否为 BRCA 突变），含铂方案达到 CR 或 PR 后的单药维持治疗。如果化疗联合贝伐珠单抗治疗有效，贝伐珠单抗可在化疗停止后继续作为维持治疗使用。

每2~4个疗程化疗后（取决于所用的药物）均应行临床评估，以判断患者是否从化疗中获益。曾接受连续2种以上不同化疗方案而无临床获益的患者，再次治疗时获益的可能性很小。应该根据患者的个体情况选择支持治疗、继续治疗，还是参与临床试验。

6. 复发性卵巢癌的手术治疗

（1）复发性卵巢癌的手术治疗目的：①再次肿瘤

细胞减灭术,切净肿瘤;②缓解症状的姑息手术(见手术治疗章节)。

(2)再次肿瘤细胞减灭术的适应证:前次化疗结束至此次复发间隔时间>6~12个月;病灶孤立可以切净,预计可达到无肉眼可见残余病灶;无腹水。

7. 生化复发的治疗 生化复发是否立即处理仍有争议。目前可选择的处理方案包括:继续严密随诊直至出现症状和/或影像学和/或组织病理学提示的复发;低级别浆液性可使用三苯氧胺等激素类药物;立即开始化疗;参加临床试验。

十、卵巢恶性生殖细胞肿瘤的治疗

卵巢恶性生殖细胞肿瘤(ovarian malignant germ cell tumor)是指来源于胚胎性腺的原始生殖细胞而具有不同组织学特征的一组肿瘤,占所有卵巢恶性肿瘤的5%。

1. 临床特点

(1)多发生于年轻的妇女及幼女。

(2)多数生殖细胞肿瘤是单侧的。

(3)即使复发也很少累及对侧卵巢和子宫。

(4)肿瘤标志物(AFP、hCG)升高。

(5)对化疗敏感。近年来,由于找到有效的化疗方案,使其预后大为改观。卵巢恶性生殖细胞肿瘤的5年存活率分别由过去的10%提高到目前的90%。大部分患者可行保留生育功能的治疗。

2. 病理分类 主要的组织病理分类如下:①未成熟畸胎瘤;②无性细胞瘤;③卵黄囊瘤;④胚胎癌;⑤绒癌;⑥混合型恶性生殖细胞肿瘤。

3. **诊断** 卵巢恶性生殖细胞肿瘤在临床表现方面具有一些特点:如发病年龄轻、肿瘤较大、肿瘤标志物异常、很易产生腹水、病程发展快等。应注意到肿瘤的这些特点,给予及时诊断。特别是血清甲胎蛋白(AFP)和人绒毛膜促性腺激素(hCG)的检测可以起到明确诊断的作用。卵黄囊瘤可以合成AFP,卵巢绒癌可分泌hCG,这些都是特异的肿瘤标志物。血清AFP和hCG的动态变化与癌瘤病情的好转和恶化是一致的,临床完全缓解的患者其血清AFP或hCG值轻度升高也预示癌瘤的残存或复发。虽然血清AFP和hCG的检测对卵巢卵黄囊瘤和卵巢绒癌有诊断的意义,但卵巢恶性生殖细胞肿瘤的最后确诊还是依靠组织病理学的诊断。

4. **治疗**

(1)治疗的目标:治愈。

(2)主要的治疗方式:手术(剖腹探查进行手术分期、保守性单侧卵巢切除、切除容易切除的转移灶)和化疗(ⅠA 期的无性细胞瘤和ⅠA 期 1 级的未成熟畸胎瘤除外)。

(3)保留生育功能是治疗的原则。

1)手术治疗:由于绝大部分恶性生殖细胞肿瘤患者是希望生育的年轻女性,常为单侧卵巢发病,即使复发也很少累及对侧卵巢和子宫,更为重要的是卵巢恶性生殖细胞肿瘤对化疗十分敏感。因此,手术的基本原则是无论期别早晚,只要对侧卵巢和子宫未受肿瘤累及,均应行保留生育功能的手术,即仅切除患侧附件,同时行全面分期探查术。对于复发的卵巢生殖细胞肿瘤仍主张积极手术。

2)化疗:恶性生殖细胞肿瘤对化疗十分敏感。

卵巢恶性肿瘤

根据肿瘤分期、类型和肿瘤标志物的水平,决定术后化疗。常用化疗方案见表6-5。

表6-5 卵巢恶性生殖细胞肿瘤的常用化疗方案

方案	药物	剂量及方法	疗程间隔
BEP	博来霉素(B)	30单位 每周1次,静脉缓慢滴注	3周
	依托泊苷(E)	100mg/(m² · d)×5天, 静脉滴注	
	顺铂(P)	20mg/(m² · d)×5天, 静脉滴注	
BVP	博来霉素(B)	15mg/m²,第2天, 每周1次深部肌内注射	3周
	长春新碱(V)	1~1.5mg/m²×2天, 静脉滴注	
	顺铂(P)	20mg/(m² · d)×5天, 静脉滴注	
VAC	长春新碱(V)	1.5mg/m²,静脉注射	4周
	放线菌素D(A)	200μg/(m² · d)×5天, 静脉滴注	
	环磷酰胺(C)	200mg/(m² · d)×5天, 静脉注射	

注:博来霉素终身剂量为250mg/m²,单次剂量不可超过30mg

生殖细胞肿瘤最有效的化疗方案是博来霉素、依托泊苷和顺铂(BEP)。所有的生殖细胞肿瘤,除了ⅠA期无性细胞瘤和ⅠA期1级未成熟畸胎瘤,都应该进行术后3~4个疗程的BEP化疗,4个疗程化疗是标准方案,对于低危或Ⅰ期肿瘤可考虑3个疗程(2B证据)。有肿瘤标志物升高的患者,化疗应持续至肿瘤标志物降至正常后2个疗程。

（3）放疗:为手术和化疗的辅助治疗。无性细胞瘤对放疗最敏感,但由于无性细胞瘤的患者多年轻,要求保留生育功能,目前放疗已较少应用。对复发的无性细胞瘤,放疗仍能取得较好疗效。

5. **随访和预后**　与卵巢上皮性肿瘤类似,内容包括盆腔检查、肿瘤标志物和影像学检查(CT、USG、PET)。预后情况:5年存活率:Ⅰ期95%,Ⅱ期70%,Ⅲ期60%,Ⅳ期30%。

十一、卵巢性索间质肿瘤的处理

1. **诊断**　卵巢性索间质肿瘤占卵巢恶性肿瘤的5%~8%,成人型颗粒细胞肿瘤(95%)发生在绝经期,发病平均年龄为50~53岁。青少年型颗粒细胞肿瘤(5%)发生在20岁之前。颗粒细胞瘤常产生雌激素,75%的病例与假性性早熟有关,25%~50%的中老年女性病例与子宫内膜增生有关,5%与子宫内膜腺癌有关。支持细胞-间质细胞瘤通常发生在30~40岁妇女,多数是单侧发生。典型的支持细胞-间质细胞肿瘤会产生雄激素,70%~85%的病例会有临床男性化的表现。虽然该类肿瘤多有性激素刺激的症状,但每一种性索间质肿瘤的诊断完全是根据肿瘤的病理形态,而不以临床内分泌功能及肿瘤所分泌的特殊激素来决定。

2. **处理原则**　治疗的目标是治愈。主要的治疗方式为手术和化疗。性索间质肿瘤较少见,并具有不可预测的生物学行为的特征。多数性索间质肿瘤(如纤维瘤、泡膜细胞瘤、支持细胞瘤、硬化性间质瘤等)是良性的,应按良性卵巢肿瘤处理。有些是低度或潜在恶性的(如颗粒细胞瘤、间质细胞瘤、环管状性索间质瘤等),处理方案如下:

(1)由于多数肿瘤是单侧发生,对于年轻、ⅠA 和ⅠC 期患者可行单侧附件切除术及分期手术,保留生育功能。

(2)对于期别较晚或已经完成生育的年龄较大患者,应行全子宫双附件切除和手术分期(肿瘤局限于卵巢者可不行淋巴结切除),或行肿瘤细胞减灭手术。

(3)对于Ⅰ期患者,术后根据有无高危因素决定化疗,高危因素包括:肿瘤破裂、ⅠC 期、分化差、肿瘤直径>10~15cm。无高危因素者,选择观察;有高危因素者,选择观察或化疗。对于Ⅱ期及以上者,选择化疗。化疗方案为 TC(紫杉醇和卡铂)或 BEP(博来霉素、依托泊苷、顺铂)。化疗疗程数目前尚无统一规定,可选择 3~6 个疗程。

(4)这类肿瘤多数具有低度恶性、晚期复发的特点,故应坚持长期随诊。

3. **预后**　颗粒细胞肿瘤的 10 年存活率为90%,20 年存活率为 75%。支持细胞-间质细胞肿瘤的 5 年存活率为 70%~90%。

(崔　恒　高雨农　沈　铿　谢　幸　孔北华

郎景和　李　艺　郑　虹　杨佳欣　梁志清

宋　磊　吴　鸣　郭瑞霞)

参 考 文 献

1. Ielovac D, Armstrong D.Recent progress in the diagnosis and

treatment of ovarian cancer. CA Cancer J Clin, 2011, 61: 183-120.

2. Chang SJ, Bristow RE, Ryu HS.Impact of complete cytoreduction leaving no gross residual disease associated with radical cytoreductive surgical procedures on survival in advanced ovarian cancer.Ann Surg Oncol,2012,19(13):4059-4067.

3. Ledermann J, Harter P, Gourley C, et al.Olaparib maintenance therapy in platinum-sensitive relapsed ovarian cancer.N Engl J Med,2012,366(15):1382-1392.

4. Kurman R, Carcangiu M, Harrington C, et al.WHO classification of tumors of female reproductive organs,4th edition.WHO/IARC classification of tumours Vol6.Lyon:IARC publications,2014.

5. Marchetti C, De Felice F, Palaia I, et al.Risk-reducing salpingo-oophorectomy: a meta-analysis on impact on ovarian cancer risk and all cause mortality in BRCA 1 and BRCA 2 mutation carriers.BMC Womens Health,2014,14:150.

6. Ledermann JA, Luvero D, Shafer A, et al.Gynecologic Cancer InterGroup (GCIG) consensus review for mucinous ovarian carcinoma. Int J Gynecol Cancer, 2014, 24 (9 Suppl 3): S14-19.

7. Chi DS, Musa F, Dao F, et al.An analysis of patients with bulky advanced stage ovarian, tubal, and peritoneal carcinoma treated with primary debulking surgery (PDS) during an identical time period as the randomized EORTC-NCIC trial of PDS vsneoadjuvant chemotherapy (NACT).GynecolOncol,2014,124(1):10-14.

8. Oza AM, Cook AD, Pfisterer J, et al.Standard chemotherapy with or without bevacizumab for women with newly diagnosed ovarian cancer(ICON7): overall survival results of a phase 3 randomised trial.Lancet Oncol,2015,16:928-936.

9. Aghajanian C, Goff B, Nycum LR, et al.Final overall survival and safety analysis of OCEANS, a phase 3 trial of chemotherapy with or without bevacizumab in patients with platinum-sen-

sitive recurrent ovarian cancer. GynecolOncol, 2015, 139:
10-16.

10. Mueller JJ, Zhou QC, Iasonos A, et al. Neoadjuvant chemotherapy
and primary debulking surgery utilization for advanced-stage
ovarian cancer at a comprehensive cancer center. GynecolOncol,
2016, 140(3):436-442.

11. Mirza MR, Monk BJ, Herrstedt J, et al. Niraparib maintenance
therapy in platinum-sensitive, recurrent ovarian cancer. N
Engl J Med, 2016, 275(22):2154-2164.

12. Domchek SM, Aghajanian C, Shapira-Frommer R, et al. Efficacy
and safety of olaparibmonotherapy in germline BRCA1/2 mutation
carriers with advanced ovarian cancer and three or more lines of
prior therapy. GynecolOncol, 2016, 140(2):199-203.

13. Mirza MR, Monk BJ, Herrstedt J, et al. Niraparib Maintenance
Therapy in Platinum-Sensitive, Recurrent Ovarian Cancer. NEngl
J Med, 2016, 375:2154-2164.

14. Swisher EM, Lin KK, Oza AM, et al. Rucaparib in relapsed,
platinum-sensitive high-grade ovarian carcinoma (ARIEL2
Part 1): an international, multicenter, open-label, phase 2
trial. Lancet Oncol, 2017, 18(1):75-87.

15. Pujade-Lauraine E, Ledermann JA, Selle F, et al. Olaparib
tablets as maintenance therapy in patients with platinum-sensi-
tive, relapsed ovarian cancer and a BRCA1/2 mutation
(SOLO2/ENGOT-Ov21): a double-blind, randomised, placebo-
controlled, phase 3 trial. Lancet Oncol, 2017, 18:1274-1284.

16. Coleman RL, Oza AM, Lorusso D, et al. Rucaparib maintenance
treatment for recurrent ovarian carcinoma after response to plat-
inum therapy (ARIEL3): a randomized, double-blind, placebo-
controlled, phase 3 trial. Lancet, 2017, 390(10106):1949-1961.

17. Moore K, Colombo N, Scambia G, et al. Maintenance olaparib
in patients with newly diagnosed advanced ovarian cancer. N
Engl J Med, 2018, 379(26):2495-2505.

18. van Driel WJ, Koole SN, Sikorska K, et al. HyperthermicIntra-peritoneal Chemotherapy in Ovarian Cancer. N Engl J Med, 2018, 378: 230-240.

19. LaFargue CJ, DalMolin GZ, Sood AK, et al. Exploring and comparing adverse events between PARP inhibitors. LancetOncol, 2019, 20: e15-e28.

20. National Comprehensive Cancer Network. (NCCN) Clinical Practice Guidelines in Oncology. Ovariancancer, Version 1.2019.

21. González-Martín A, Pothuri B, Vergote I, et al. Niraparib in Patients with Newly DiagnosedAdvanced Ovarian Cancer. N Engl J Med, 2019, DOI: 10.1056/NEJMoa1910962.

22. Ray-Coquard I. Presentation LBA2-PR presented ai ESMO Annual. Barcelona, 2019.

第七章

妊娠滋养细胞疾病

妊娠滋养细胞疾病(gestational trophoblastic disease,GTD)是一组来源于胎盘滋养细胞的疾病。根据2014年WHO分类,GTD在组织学上可分为:①妊娠滋养细胞肿瘤(gestational trophoblastic neoplasia, GTN):包括绒毛膜癌(choriocarcinoma,简称绒癌)、胎盘部位滋养细胞肿瘤(placental site trophoblastic tumor,PSTT)和上皮样滋养细胞肿瘤(epithelial trophoblastic tumor,ETT);②葡萄胎妊娠(molar pregnancy):包括完全性葡萄胎(complete hydatidiform mole)、部分性葡萄胎(partial hydatidiform mole)和侵蚀性葡萄胎(invasive hydatidiform mole);③非肿瘤病变(non-neoplastic lesion);④异常(非葡萄胎)绒毛病变[Abnormal (nonmolar) villous lesions]。虽然WHO分类(2014年)将侵蚀性葡萄胎列为交界性或不确定行为的肿瘤,但FIGO癌症报告(2018年)仍将其归类于恶性肿瘤,并与绒毛膜癌合称为妊娠滋养细胞肿瘤,其中病变局限于子宫者称为无转移性GTN,病变出现在子宫以外部位者称为转移性GTN。胎盘部位滋养细胞肿瘤和上皮样滋养细胞肿瘤与临床上所称的妊娠滋养细胞肿瘤在临床表现、发病过程及处理上存在明显不同,故分别单列。非肿瘤病变和异常(非葡萄胎)绒毛病变仅为形态学改变,临床上通常无需处理。但近年认为,不典型胎盘部位结节(atypical placental site nodule,APSN)需要加强随访,因为其中 10%~15% 合并或发展为 PSTT 或 ETT。

一、葡萄胎

1. 概述　葡萄胎由妊娠后胎盘绒毛滋养细胞增生、间质水肿而形成,也称水泡状胎块。

2. 临床诊断　最常见的临床表现为停经后不规则阴道流血。由于诊断技术的进展,葡萄胎通常在早孕期间就得以诊断,以往描述的典型症状,如子宫明显大于停经月份、妊娠呕吐、子痫前期、甲亢等典型症状已较前少见,但若出现,则支持诊断。在阴道排出物中见到葡萄样水泡组织,诊断基本成立,但早期葡萄胎没有肉眼可见的典型水泡改变。葡萄胎可表现为流产症状,临床易误诊。常选择下列辅助检查以进一步明确诊断:

(1)超声检查:B 型超声检查是诊断葡萄胎的一项可靠而敏感的辅助检查,最好采用经阴道彩色多普勒超声检查。完全性葡萄胎的典型超声影像学表现为子宫大于相应孕周,无妊娠囊或胎心搏动,宫腔内充满不均质密集或短条的"落雪状"回声等,可检测到两侧或一侧卵巢囊肿。但早期葡萄胎妊娠可不出现典型的"落雪状"超声图像,当出现胎儿成分缺乏、胎盘囊性改变、妊娠囊变形则提示葡萄胎可能。部分性葡萄胎可在胎盘部位出现由局灶性水泡状胎块引起的超声图像改变,有时还可见到胎儿或羊膜腔,胎儿通常畸形。

（2）血清绒毛膜促性腺激素（hCG）或 β 亚单位测定:常用的测定方法是放射免疫测定和酶联免疫吸附试验。葡萄胎患者血清中 hCG 水平通常高于相应孕周的正常妊娠值，而且在停经 8~10 周以后，随着子宫增大仍持续上升。大约 45% 的完全性葡萄胎患者的血清 hCG 在 100 000mU/ml 以上，少数甚至超过 1 000 000mU/ml。hCG 超过 80 000mU/ml 而超声未见胎心搏动则可确定为葡萄胎。但也有少数葡萄胎，尤其是部分性葡萄胎因绒毛退行性变，hCG 升高不明显。

体内 hCG 并不是单一分子，除规则 hCG（regular hCG）外，还有其他 hCG 结构变异体，包括高糖化 hCG［hyperglycosylated hCG（hCG-H）］、hCG 游离 β 亚单位及其代谢产物 β 亚单位核心片段等。在正常妊娠时体内的主要分子为规则 hCG，而在葡萄胎妊娠及 GTN 时则产生更多的 hCG 结构变异体，尤其 hCG-H。因此，若能同时测定规则 hCG 及其结构变异体，有助于葡萄胎及 GTN 的诊断和鉴别诊断。

（3）其他检查:包括 X 线胸片、血常规、血型、出凝血时间、肝肾功能等。

3. 组织学诊断　组织学诊断是葡萄胎的确诊方法，所以葡萄胎每次刮宫的刮出物必须送组织学检查。完全性葡萄胎组织学特征为:①可确认的胚胎或胎儿组织缺失;②绒毛水肿;③弥漫性滋养细胞增生;④种植部位滋养细胞呈弥漫和显著的异型性。部分性葡萄胎的组织学特征为:①有胚胎或胎儿组织/细胞存在的证据，如胎儿血管或有核红细胞;②局限性滋养细胞增生;③绒毛大小及其水肿程度明显不一;④绒毛呈显著的扇贝样轮廓、间质内可见明显的滋养细胞包涵体;⑤种植部位滋养细胞呈局限和轻度的异型性。

4. 细胞遗传学诊断　染色体核型检查有助于完全性和部分性葡萄胎的鉴别诊断。完全性葡萄胎的染色体核型为二倍体,部分性葡萄胎为三倍体。

5. 母源表达印迹基因检测　部分性葡萄胎拥有双亲染色体,所以表达父源沉默、母源表达的印迹基因(如 $P57^{KIP2}$),而单亲来源的完全性葡萄胎无母源染色体,故不表达该类基因,因此检测母源表达印迹基因可区别单亲来源的完全性和部分性葡萄胎。

完全性葡萄胎和部分性葡萄胎的鉴别参见表 7-1。

表 7-1　完全性葡萄胎和部分性葡萄胎的鉴别

特征	完全性葡萄胎	部分性葡萄胎
核型	常见为 46,XX 和 46,XY	常见为 69,XXX 和 69,XXY
印迹基因 $P57^{KIP2}$ 表达	阴性	阳性
病理特征		
胎儿组织	缺乏	缺乏
胎膜、胎儿红细胞	缺乏	存在
绒毛水肿	弥漫	局限,大小和程度不一
扇贝样轮廓绒毛	缺乏	存在
滋养细胞增生	弥漫,轻~重度	局限,轻~中度
滋养细胞异型性	弥漫,明显	局限,轻度

续表

特征	完全性葡萄胎	部分性葡萄胎
临床特征		
诊断	不易误诊	易误诊为流产
子宫大小	50%大于停经月份	小于停经月份
黄素化囊肿	15%~25%	少
并发症	<25%	少
GTN 发生率	6%~32%	<5%

6. 处理原则及方案

（1）清宫：葡萄胎一经临床诊断，应及时清宫。若存在休克、子痫前期、甲状腺功能亢进、水电解质紊乱及重度贫血等严重并发症时应先对症处理，稳定病情。

清宫应由有经验的医师操作，一般选用吸刮术。清宫应在手术室内进行，最好在超声引导下完成。在输液、备血准备后，充分扩张宫颈管，选用大号吸管吸引。待葡萄胎组织大部分吸出、子宫明显缩小后，改用刮匙轻柔刮宫。为减少出血和预防子宫穿孔，可在充分扩张宫颈管和开始吸宫后静脉滴注缩宫素（10U 加入 5%葡萄糖 500ml 中，可根据情况适当调整滴速），并在清宫结束后持续使用数小时以确保子宫完全收缩。若第一次刮宫后有持续性出血或术中感到一次刮净有困难时，可于一周后行超声检查，若提示有残留，可行第二次刮宫。清宫前后常规使用抗生素。

在清宫过程中，应注意并发肺栓塞，出现急性呼吸窘迫，甚至急性右心衰竭。一旦发生，应及时给予心血管及呼吸功能支持治疗,一般在 72 小时内恢复。为安全起见,建议子宫大小大于妊娠 16 周的葡萄胎患者应转送至有治疗妊娠滋养细胞疾病经验的医院进行清宫。

特别强调葡萄胎每次刮宫的刮出物,必须送组织学病理检查。应注意选择近宫壁种植部位且新鲜无坏死的组织送检。

(2)卵巢黄素囊肿的处理:一般不需特殊处理。若发生急性扭转,可在 B 型超声或腹腔镜下作穿刺吸液。扭转时间较长可发生坏死,需作患侧附件切除术。

(3)预防性化疗(prophylactic chemotherapy):不常规推荐预防性化疗,仅适用于随访困难和有下列高危因素之一的完全性葡萄胎患者,但也并非为常规。葡萄胎高危因素有:①hCG 水平 > 100 000mU/ml;②子宫明显大于停经月份;③卵巢黄素囊肿直径>6cm。化疗方案建议采用甲氨蝶呤、氟尿嘧啶或放线菌素-D 等单一药物,hCG 正常后停止化疗。预防性化疗的实施时机是葡萄胎清宫时或清宫后即刻。预防性化疗只是降低葡萄胎后 GTN 的发生率至 3%~8%,而不是完全预防,所以化疗后仍需定期随访。部分性葡萄胎不作预防性化疗。

(4)子宫切除术:对于无生育需要的妇女,可以作为清宫之外的一种选择,但不首先推荐。若同时存在其他切除子宫的指征时,也可以考虑。绝经前妇女应保留卵巢。对于子宫大小小于妊娠 14 周者,可直接切除子宫。单纯子宫切除只能去除葡萄胎侵入子宫肌层局部的危险,而不能预防子宫外转移的发生,手术后也仍需定期随访。

7. hCG 监测随访 完全性葡萄胎发生子宫局部侵犯和/或远处转移的概率约为 15% 和 4%,发展为绒癌的概率为 2%~3%。部分性葡萄胎发生子宫局部侵犯的概率约为 4%,发展为绒癌的概率为 0.5%,一般不发生转移。所以,清宫后 hCG 监测随访有重要意义。通过定期随访,可早期发现 GTN 并及时处理。随访应包括以下内容:①hCG 定量测定:第一次测定应在清宫后 24 小时内,以后每周一次,直至连续 3 次阴性,以后每个月一次,共 6 个月;对于部分性葡萄胎,也可在第 1 次 hCG 阴性后 1 个月,再测定一次 hCG 阴性即可。②随访期间若出现 hCG 异常或有临床症状或体征时行 B 型超声、X 线胸片等检查。

葡萄胎随访期间应可靠避孕。避孕方法首选避孕套或口服避孕药。不选用宫内节育器,以免穿孔或混淆子宫出血的原因。由于葡萄胎后 GTN 极少发生于 hCG 自然转阴以后,故葡萄胎后 6 个月若 hCG 已降至阴性者可以妊娠。随访不足 6 个月的意外妊娠,只要 hCG 已经阴性,也不需考虑终止妊娠。葡萄胎的发生率在一次葡萄胎妊娠后为 0.6%~2%,而在连续葡萄胎后风险更高,所以对于葡萄胎后的再次妊娠,应在早孕期间作 B 型超声和 hCG 测定,以明确是否正常妊娠。分娩后也需 hCG 随访直至阴性。

8. 完全性葡萄胎合并正常妊娠 较为罕见,发生率约 1/(100 000~22 000)。一般在超声检查时发现,但通常需要染色体核型检查以排除部分性葡萄胎。尽管完全性葡萄胎合并正常妊娠发生自然流产的风险高于单胎妊娠,发生 GTN 的风险也高于单胎葡萄胎,维持妊娠可使 40%~60% 的患者获得活胎分娩而不增加 GTN 的风险。因此,若无并发症存在、遗传学和超声检查无异常发现,允许继续妊娠至胎儿可以存活。

9. 双亲来源的完全性葡萄胎 较为少见。该类葡萄胎具备完全性葡萄胎的临床病理特征,也是二倍体核型,但两套染色体分别来自父亲和母亲。其处理原则同单亲来源葡萄胎。研究表明其发生与母亲 *NLRP7* 或 *KHDC3L* 基因突变有关。该类葡萄胎具有家族性和重复性的特点,家族中常不止一位女性受累,受累女性几乎没有正常妊娠,即使更换配偶也是如此。因此,通常只能通过赠卵来获得正常妊娠。

10. 静息型滋养细胞疾病 小部分葡萄胎患者在清宫后 hCG 呈低水平升高(<200mU/ml),但无临床表现,影像学检查也无异常,化疗或手术均不能降低 hCG 水平,称为静息型滋养细胞疾病(quiescent gestational trophoblastic disease)。其处理原则是严密随访,直至 hCG 水平升高符合 GTN 诊断后再开始治疗。

当 hCG 低水平升高时,应注意排除 hCG 试验假阳性,也称幻影 hCG(phantom hCG)。有条件的医疗单位可采用下列方法鉴别 hCG 假阳性:①尿液 hCG 试验:若血 hCG>50mU/ml,而尿液阴性,可考虑假阳性;②血清稀释试验:若血清稀释倍数与检测值之间无线性关系,则可能为异源性抗体干扰;③应用异源性抗体阻断剂:在 hCG 检测进行前,使用阻断剂预处理待测定血清,若结果为阴性,则判断为异源性抗体导致的假阳性;④不同实验室、不同实验方法重复测定;⑤测定 hCG 结构变异体,包括 hCG-H、hCG 游离 β 亚单位及其代谢产物 β 亚单位核心片段等。hCG 结构变异体检测有助于静息型滋养细胞疾病与 GTN 的鉴别,前者 hCG 低水平升高,但 hCG-H 测定通常阴性;一旦 hCG 水平升高,hCG-H 比例上升更加显著,并先于临床病灶的出现。

二、妊娠滋养细胞肿瘤

1. **概述**　妊娠滋养细胞肿瘤(gestational tropho-blastic neoplasia,GTN)60% 继发于葡萄胎,30% 继发于流产,10% 继发于足月妊娠或异位妊娠。其中侵蚀性葡萄胎全部继发于葡萄胎妊娠;绒癌可继发于葡萄胎妊娠,也可继发于非葡萄胎妊娠。

2. **诊断**　根据葡萄胎排空后或流产、足月分娩、异位妊娠后出现阴道流血和/或转移灶及其相应症状和体征,应考虑 GTN 可能。GTN 可仅根据临床作出诊断,影像学证据和组织学证据为非必要证据。但若能获得病变组织,应作出组织学诊断,并以组织学诊断为准。侵蚀性葡萄胎的镜下表现为保留绒毛结构的葡萄胎组织侵入子宫肌层和/或血管;而绒癌的镜下表现为三种形态的肿瘤细胞(中间型滋养细胞、细胞滋养细胞及合体滋养细胞)呈弥漫性、大片状侵入子宫肌层并伴出血、坏死,但不形成绒毛结构,常有淋巴血管浸润。凡在子宫肌层内或子宫外转移灶组织中见到绒毛或退化的绒毛阴影,则诊断为侵蚀性葡萄胎;反之,则诊断为绒癌。若原发灶和转移灶诊断不一致,只要在任一组织切片中见有绒毛结构,均诊断为侵蚀性葡萄胎。为避免出血风险,转移灶的活检既不是必需的,也不被推荐。

(1)葡萄胎后 GTN 的诊断标准

1)升高的血 hCG 水平呈平台(±10%)达 4 次(第 1、7、14、21 天)持续 3 周或更长。

2)血 hCG 水平连续上升(>10%)达 3 次(第 1、7、14 天)持续 2 周或更长。

3)组织学诊断为绒癌。

诊断时需注意排除妊娠物残留和再次妊娠。

影像学证据支持诊断。可用于 GTN 诊断的影像学检查包括:

1)X 线胸片适于诊断肺转移,并被用于预后评分中的肺转移灶的计数;肺 CT 可用于肺转移的诊断。

2)超声和 CT 可用于肝转移的诊断。

3)MRI 和 CT 可用于脑转移的诊断。

(2)非葡萄胎后 GTN 的诊断:当流产、足月产、异位妊娠后,出现异常阴道流血或腹腔、肺、脑等脏器出血,或肺部症状、神经系统症状等时,应考虑 GTN 可能,及时行血 hCG 检测。

3. 治疗前评估 在 GTN 诊断成立后,必须在治疗前对患者作全面评估。评估内容包括两个方面:第一,评估肿瘤的病程进展和病变范围,确定 GTN 的临床分期和预后评分,为治疗方案的制订提供依据;第二,评估一般状况及重要脏器功能状况,以估计患者对所制订的治疗方案的耐受力。

(1)用于治疗前评估的手段和方法

1)必要的检查手段和方法

A. 仔细询问病情。

B. 全面体格检查(包括妇科检查),尤其注意阴道转移灶。

C. 血、尿常规。

D. 心电图。

E. 肝肾功能。

F. 血清 hCG 测定:必须测定其最高值。

G. 盆腔超声:注意测量子宫原发病灶和盆腔转移灶的大小和数目。

H. 胸部 X 线片:应为常规检查,阴性者再行肺 CT 检查。对肺转移或阴道转移者或绒癌患者应选择颅脑及上腹部 CT 或 MRI,以除外肝、脑转移。肝功能检查异常者也应选择腹部超声或 CT 检查以除外肝转移。

2)可选择的检查手段和方法

A. 血和脑脊液 hCG 测定:当比值下降有助于脑转移诊断,但目前已较少应用。

B. 存在消化道出血症状时应选择消化道内镜检查或动脉造影。

C. 存在血尿症状时应选择静脉肾盂造影(IVP)和膀胱镜检查。

D. 盆腔、肝等部位动脉造影有助于子宫原发病灶和相关部位转移病灶的诊断。

E. 宫腔镜检查和腹腔镜检查有助于子宫病灶及盆、腹腔病灶的诊断与鉴别诊断。

(2) 临床分期标准:参照 FIGO 分期系统(2000 年),包括解剖学分期(表 7-2)和预后评分系统(表 7-3)。

表 7-2　滋养细胞肿瘤解剖学分期

Ⅰ期	病变局限于子宫
Ⅱ期	病变扩散,但仍局限于生殖器官(附件、阴道、阔韧带)
Ⅲ期	病变转移至肺,有或无生殖系统病变
Ⅳ期	所有其他转移

表 7-3　WHO 预后评分系统

评分	0	1	2	4
年龄(岁)	<40	≥40	–	–
前次妊娠	葡萄胎	流产	足月产	–
距前次妊娠时间(月)	<4	≥4<7	≥7<13	≥13
治疗前血 hCG(U/ml)	$<10^3$	$\geq10^3<10^4$	$\geq10^4<10^5$	$\geq10^5$
最大肿瘤大小(包括子宫)	–	≥3cm<5cm	≥5cm	–
转移部位	肺	脾、肾	肠道	肝、脑
转移病灶数目	–	1~4	5~8	>8
先前失败化疗	–	–	单药	2种或2种以上联合化疗

临床分期标准说明:①预后评分总分≤6分者为低危,≥7分者为高危;②诊断书写:例如一患者为肺转移,预后评分为6分,则该患者的诊断描述为:妊娠滋养细胞肿瘤(Ⅲ:6);③解剖学分期中的肺转移根据 X 线胸片或肺 CT 检查,评分系统中的肺部病灶数目根据 X 线胸片计数;④肝转移根据超声

或 CT 检查,脑转移根据 CT 或 MRI 检查。

4. 治疗原则及方案 治疗原则以化疗为主,辅以手术和放疗等其他治疗手段。治疗方案的选择根据 FIGO 分期、年龄、对生育的要求和经济情况综合考虑,实施分层治疗。

(1)低危 GTN 的治疗:低危 GTN 通常包括Ⅰ期和预后评分≤6 分的Ⅱ~Ⅲ期病例,首选单一药物化疗。常用的一线单药化疗有 MTX、Act-D、5-FU 等。来自 Cochrane 的综述资料,Act-D 的疗效优于 MTX(RR 0.64,95%CI 0.54-0.76)。当对一线药物有反应但 hCG 水平不能降至正常或出现毒副作用,导致化疗不能正常实施时,应更换另一单一药物。当对一线单一药物无反应(如 hCG 水平上升或出现新的转移灶)或对两种单药化疗 hCG 均不能降至正常,应给予联合化疗。

预后评分 5~6 分的低危 GTN 和组织学证实的绒癌对单药化疗的失败率明显升高,可考虑联合化疗。

停止化疗指征:hCG 正常后再巩固化疗 2~3 个疗程可减少复发。

对于无子宫外转移且不希望保留生育功能者,也可选择全子宫切除术和单一药物辅助治疗,双侧卵巢应予保留。辅助性化疗应在手术同时实施,采用单一药物化疗,hCG 正常后停止化疗。辅助性化疗一般不增加手术和化疗本身的并发症。

治疗结束后应严密随访,第一年每月随访 1 次,1 年后每 3 个月 1 次,直至 3 年,以后每年 1 次,共 5 年。随访内容同葡萄胎。随访期间应采取可靠的避孕措施,至少一年。若有生育要求者,化疗停止一年后可以妊娠。

(2)高危 GTN 的治疗:高危 GTN 通常包括评分≥7 分的 Ⅱ～Ⅲ 期和Ⅳ期病例,治疗原则是以联合化疗为主,结合放疗和/或手术等其他治疗的综合治疗。

1)化疗:高危 GTN 化疗方案首先推荐 EMA-CO 方案或以 5-FU 为主的联合方案。高危转移病例的初次治疗,该两种方案完全缓解率及远期生存率均在 80% 以上,耐受性也较好。此外,也有采用 BEP、EP 等铂类为主的化疗方案。

2)手术:主要作为辅助治疗,对控制大出血等各种并发症、消除耐药病灶、减少肿瘤负荷和缩短化疗疗程等方面有一定作用,在一些特定的情况下应用。

全子宫切除术适用于耐药病灶或病灶穿孔出血者,生育期年龄妇女应保留卵巢。对于有生育要求的年轻妇女,若血 hCG 水平不高、单个耐药病灶及子宫外转移灶已控制,可考虑作病灶剔除术。

腹部手术适用于肝、胃肠道、肾、脾转移所致的大出血,开颅手术适用于颅内出血所致的颅内压升高或孤立的耐药病灶。肺叶切除适用于孤立的肺部耐药病灶。

3)放射治疗:主要用于肝、脑转移和肺部耐药病灶的治疗,根据不同转移部位选择剂量。

4)停止化疗指征:在 hCG 阴性后继续化疗 3 个疗程,其中第一疗程必须为联合化疗。

5)随访与妊娠:同低危 GTN。

(3)极高危滋养细胞肿瘤的治疗:极高危(ultra high-risk)GTN 指预后评分≥13 分及对一线联合化疗反应差的肝、脑或广泛转移的高危病例。可直接选择 EP-EMA 等二线方案,但这类患者一开始采用强烈化疗可能引起出血、败血症,甚至器官衰竭,可在标准化疗前先采用低剂量强度化疗,如VP-16 100mg/m² 和顺铂 20mg/m²,每周 1 次,共 1~3周,病情缓解后,转为标准化疗。巩固化疗建议为 4 个。

(4)特殊转移部位的处理:GTN 主要经血液播散,转移发生早且广泛。最常见的转移部位是肺(80%),其次是阴道(30%)、盆腔(20%)、肝(10%)和脑(10%),另外尚可见脾、肾、消化道、膀胱、骨、皮肤等部位转移。全身性化疗是转移性 GTN 基础的、主要的治疗方法,并且大多数病例通过全身化疗就可获得完全缓解。但根据不同转移部位的不同临床特点,采用特殊治疗措施有助于提高疗效。

1)肺转移:全身性化疗可使 90% 以上的肺部病灶得到完全缓解。对多次化疗未能吸收的孤立的耐药病灶,可考虑做肺叶切除,其指征为:①全身情况良好;②子宫原发病灶已控制;③无其他转移灶;④肺部转移灶孤立;⑤hCG 呈低水平升高或接近正常。另外,需注意肺部病灶获得完全缓解后可形成纤维化结节,在 X 线或 CT 片上持续存在。因此,当hCG 阴性而肺部阴影持续存在时应注意排除纤维化结节。为防止术中扩散,可于术前、术后进行化疗。但肺叶切除的作用是有限的,只有严格掌握指征,才能取得预期效果。

对多次化疗未能吸收的孤立、耐药病灶,也可考虑放射治疗,剂量一般为 40Gy,放疗对于直径<2cm的病灶效果好,>2cm 的病灶效果差。

如肺转移破裂,发生胸腔积血,可在全身性化疗的同时加用胸腔内注射 5-FU(先抽出部分血液)。

如发生大咯血,可静脉点滴垂体后叶素(20U 加入5%葡萄糖 500ml 中,滴速逐渐加快至患者出现轻度腹痛为止)使血管收缩。必要时止血后可考虑肺叶切除。如合并气胸,则需行胸腔抽气。在局部化疗的同时应给予全身化疗。

2)阴道转移:阴道转移常发生在阴道前壁尿道周围。破溃后可引起大出血,也易致感染。一般采用全身化疗 1~2 个疗程后均可完全消失。如有较大的破溃出血,可在全身化疗的基础上,用纱布条压迫止血。也可采用选择性髂内动脉栓塞治疗阴道结节破溃大出血,该方法常适用于病灶位置较高且位于穹窿部、合并盆腔严重病变或纱布填塞效果差的患者。

对较大的病灶也可给予局部化疗,方法主要为5-FU 250mg 病灶周围注射,并注意避开血管,每 2~3天注射一次。

不主张以诊断为目的的活检和无出血、非耐药阴道结节的手术切除。

3)脑转移:脑转移是 GTN 的主要致死原因,均继发于肺转移后。一般采用在全身联合化疗的基础上给予放射治疗、局部化疗,必要时需急诊或择期开颅手术。脑转移患者的预后与脑转移发生的时间有关,曾经治疗或正在治疗时出现脑转移的治疗效果往往不理想。

A. 全身联合化疗:全身联合化疗方案可直接选择 EP-EMA 等二线方案。

B. 放射治疗:在全身化疗的同时,可以给予全脑放疗,其主要目的是杀灭肿瘤细胞和控制病灶出血。剂量一般为 25~30Gy。

C. 开颅手术:急诊开颅手术一般适用于出现颅内压急剧升高或出现脑疝前期症状者,以降低颅内压、控制颅内出血。择期开颅手术一般用于化疗耐药孤立病灶的切除。

D. 局部化疗:主要为鞘内化疗,如选择 MTX,总量 50mg,一般为 15mg、15mg、10mg、10mg 分 4 次注射,每周 2 次。腰穿时需预防脑疝发生。

E. 应急治疗:是综合治疗的一个重要部分。主要目的是控制症状,稳定病情,赢得时间,使化疗药物有机会充分发挥作用。治疗包括以下几方面:①降低颅压:可以每 4～6h 给予甘露醇 1 次(20%甘露醇 250ml 静脉快速点滴,30min 滴完),持续 2～3天,至症状缓解,然后逐步停药;也可静脉注射呋塞米 20mg 和甘露醇每 6h 交替应用。②镇静止痛:肌内注射副醛 6ml 或地西泮 15～20mg,以后酌情给予维持量,以控制反复抽搐等症状。若同时有头痛,也可即刻使用哌替啶 100mg,2h 后再用 100mg 缓慢静滴,共 12h。③控制液体摄入量,以免液体过多,增加颅内压,每天摄入量宜限制在 2 500ml 之内,并慎用含钠的药物。所用葡萄糖水也以 10%(高渗)为宜。④防止并发症,如咬伤舌头、跌伤、吸入性肺炎以及压疮等,急性期应有专人护理。

4)肝转移:肝转移是 GTN 的不良预后因素之一,死亡率极高。可直接选择 EP-EMA 等二线方案。在全身化疗的同时,可以联合全肝放疗,剂量一般为 20Gy。发生大出血时,立即采用肝动脉血管栓塞止血是行之有效的。肝动脉插管化疗联合全身化疗,对肝转移瘤的治疗也有效,并有助于改善生存率。

(5)耐药和复发 GTN 的处理

1)耐药、复发 GTN 的标准

A. 耐药标准:目前尚无公认的耐药标准。一般认为,化疗过程中出现如下现象应考虑为耐药:经连续 2 个疗程化疗后,血 hCG 未呈对数下降或呈平台状甚至上升,或影像学检查提示病灶不缩小甚至增大或出现新的病灶。

B. 复发标准:治疗后血清 hCG 连续 3 次阴性,3 个月后出现血 hCG 升高(除外妊娠),或伴影像学检查发现新病灶,则提示复发;若 1 年后出现上述情况为晚期复发;若 3 个月内出现上述情况则为持续性 GTN,也有研究认为可归类为复发。

2)耐药、复发 GTN 的治疗方案选择:低危患者当对一线单药有反应但 hCG 水平不能降至正常,可改为另一种单药化疗。当对一线单药无反应(如 hCG 水平上升或出现新的转移灶)或对两种单药化疗 hCG 不能降至正常,应给予联合化疗,如 EA、5-FU+KSM 或其他方案。高危患者对初次化疗耐药的,原则上建议转至治疗 GTN 经验丰富的医院处理,具体方案由治疗 GTN 经验丰富的专家们讨论决定。推荐的化疗方案:EP-EMA、TP/TE、MBE、ICE、VIP、BEP、FA、FAEV 等。动脉灌注化疗、超大剂量化疗+自体骨髓或干细胞移植,可提高耐药/复发患者的疗效。最近有报道,PD-1 抑制剂(pembrolizumab)免疫治疗对部分耐药复发病例有效。

三、胎盘部位滋养细胞肿瘤

1. **概述** 胎盘部位滋养细胞肿瘤(placental site

trophoblastic tumor,PSTT)指起源于胎盘种植部位的一种特殊类型的 GTN,肿瘤几乎完全由中间型滋养细胞组成。临床罕见,多数不发生转移,预后良好。但少数病例可发生子宫外转移,预后不良。

2. 诊断要点 确诊靠组织学检查,可通过刮宫标本作组织学诊断,但要全面、准确判断瘤细胞侵入子宫肌层的深度和范围必须靠手术切除的子宫标本。

血 hCG 水平多数阴性或轻度升高,但血 hCG 游离 β 亚单位升高。血 hPL 水平一般为轻度升高。影像学检查均缺乏特异性,超声、MRI、CT 等检查可用于辅助诊断。

PSTT 采用解剖学分期,但不适用预后评分,hCG 水平与肿瘤负荷、疾病转归不相关。一般认为,当出现下列情况之一者为高危 PSTT,预后不良:①距先前妊娠>2 年;②有丝分裂指数>5 个/HPF;③有子宫外转移病灶。

3. 治疗方案及原则

(1)手术:是首选的治疗方法,手术范围为全子宫切除,年轻妇女若病灶局限于子宫、卵巢外观正常,可保留卵巢。对于非高危 PSTT 患者,手术后不必给予任何辅助治疗。

(2)化疗:主要作为高危患者子宫切除后的辅助治疗,应选择联合化疗,首选的化疗方案为 EMA-CO 或 EP-EMA 等二线方案,实施化疗的疗程数同高危 GTN。

(3)保留生育功能的治疗:目前文献仅限于个例报道,不作首先推荐。对年轻、渴望生育、低危且病灶局限的 PSTT 患者,可在充分知情同意的前提下,采用彻底刮宫、子宫病灶切除和/或联合化疗等方法。病变弥漫者不适用保守性治疗。保守性治疗后若出现持续性子宫病灶和 hCG 水平异常,则应考虑子宫切除术。

(4)随访:内容和间隔基本同 GTN,但由于 hCG 水平常常不高,影像学检查更为重要。有条件的医疗单位可选择 MRI。

四、上皮样滋养细胞肿瘤

上皮样滋养细胞肿瘤(epithelioid trophoblastic tumor,ETT)起源于绒毛膜型中间型滋养细胞,可与绒癌或 PSTT 合并存在。ETT 非常罕见,生育期年龄妇女多见,常继发于足月妊娠,临床表现与 PSTT 相似,约 70% 出现阴道流血,血 hCG 水平中度升高。手术是 ETT 主要的治疗手段,化疗不敏感,可直接选择 EP-EMA 等二线方案。无转移者预后良好,一旦转移预后极差。

五、滋养细胞肿瘤的化疗方案

1. **单一药物化疗方案**　目前常用的一线单药化疗药物及用法见表 7-4。

表 7-4　推荐常用单药化疗药物及其用法

药物	剂量、给药途径、疗程日数	疗程间隔
MTX-四氢叶酸 8 日方案		
MTX+	1mg/(kg·d)肌内注射,第 1、3、5、7 天	2 周

续表

药物	剂量、给药途径、疗程日数	疗程间隔
四氢叶酸	0.1mg/(kg·d)肌内注射,第2、4、6、8天(用MTX后24h)	
MTX	0.4mg/(kg·d)(最大剂量25mg)静脉或肌内注射,连续5天	2周
Act-D	10~12μg/(kg·d)静脉滴注,连续5天	2周
Pulsed Act-D	1.25mg/m² 静脉滴注	2周
Weekly MTX	50mg/m²肌内注射	1周
MTX+	250mg 静脉滴注,维持12h	2周
四氢叶酸	15mg,肌内注射 q.12h.,共2~4次(用MTX后24h)	
5-Fu	28~30mg/(kg·d)静脉滴注,连续8~10天	2周*

注:*疗程间隔,一般指上一疗程化疗的第一日至下一疗程化疗的第一日之间的间隔时间。这里特指上一疗程化疗结束至下一疗程化疗开始的间隔时间

注意事项:

(1)Act-D局部渗漏可造成皮肤坏死,务必单独使用一条静脉通路。一旦发生外渗,应以100mg可的松和2ml的1%利多卡因局部皮肤注射。

(2)5-FU应缓慢静脉滴注,持续8小时左右。

(3)每个疗程化疗前一天均复查血常规、肝功能、肾功能。

2. 联合化疗方案　目前常用的一线联合化疗方案及用法：

（1）EMA-CO 方案

● **第一部分 EMA**

第 1 天 VP-16　100mg/m² 静脉滴注

Act-D 0.5mg　静脉注射

MTX 100mg/m² 静脉注射

MTX 200mg/m² 静脉滴注 12h

第 2 天 VP-16　100mg/m² 静脉滴注

Act-D 0.5mg 静脉注射

四氢叶酸(CF)15mg,肌内注射

（从静脉注射 MTX 开始算起 24h 给药,每 12h 1 次,共 2 次）

第 3 天四氢叶酸 15mg,肌内注射,每 12h 1 次,共 2 次

第 4~7 天休息（无化疗）

● **第二部分 CO**

第 8 天 VCR 1.0mg/m²,静脉注射

CTX 600mg/m²,静脉滴注

注意事项：

1）可使用 G-CSF,但须在第 2 天化疗后的 24h 开始用,而且须在后半部分化疗 CO（CTX+VCR）使用前的 24h 停用。

2）若肌酐>2.0mg/dl,则应在化疗前将肌酐清除率改善至 50% 以上。

3）疗程间隔为 2 周。

4）决定化疗需满足以下条件：WBC>3 000/ml,中性粒细胞>1 500/ml,血小板>100 000/ml,3 级胃肠道感染和黏膜炎已治愈。若因毒性反应持续至后

半部分疗程,使化疗 CO 耽搁>6 天,可直接进行下一疗程的前半部分(EMA)治疗。

(2)5-FU+KSM 方案

5-FU　25~26mg/(kg·d),静脉滴注 6~8 天

KSM　6μg/(kg·d),静脉滴注 6~8 天

疗程间隔 3 周(特指上一疗程化疗结束至下一疗程化疗开始的间隔时间)

(3)EP 方案

VP-16 100mg/m^2 第 1~3 天

顺铂 75mg/m^2 第 1 天,同时水化

自化疗第一天起,间隔 21 天

(4)EP-EMA 方案

● **第一部分 EP**

第 1 天顺铂 75mg/m^2 加入 0.9% 生理盐水 1 000ml 静脉注射,维持 12h

VP-16 150mg/m^2 加入 0.9% 生理盐水 250ml 静脉注射,维持 1h

第 2~7 天休息(无化疗)

● **第二部分 EMA**

方案及用法与 EMA-CO 方案中的 EMA 相同,但第二天不用 ACTD 和 VP-16。

疗程间隔为 2 周。

(5)EA 方案:一线单药化疗失败后的补救方案

VP-16　100mg/m^2,静脉滴注,第 1~3 天

Act-D　0.5mg,静脉注射,第 1~3 天

疗程间隔 9~12 天。

(6)极高危病例化疗和联合化疗失败后补救方案

1)EP-EMA(VP-16,顺铂,VP-16,MTX,Act-D);

2) TP/PE(泰素,顺铂/卡铂,VP-16);

3) VIP 或 ICE(VP-16,异环磷酰胺,顺铂或卡铂);

4) BEP(博来霉素,VP-16,顺铂);

5) FA(5-FU,ACT-D);

6) FAEV(氟尿苷,Act-D,VP-16,长春新碱);

7) MBE(MTX,博来霉素,VP-16);

8) 超大剂量化疗联合自体骨髓或干细胞移植;

9) PD-1 抑制剂免疫治疗。

3. **滋养细胞疾病诊治流程**(图 7-1~图 7-4)

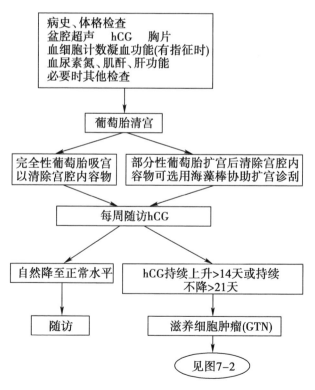

图 7-1　葡萄胎诊治流程

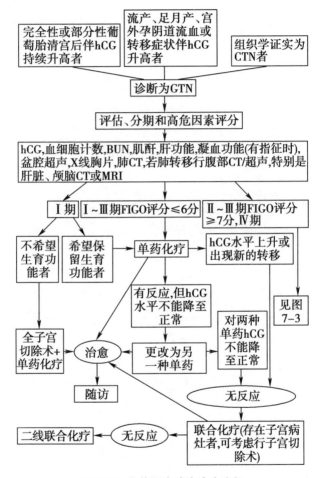

图 7-2　滋养细胞肿瘤诊治流程

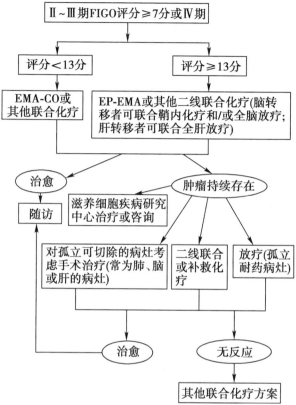

图 7-3 高危滋养细胞肿瘤诊治流程

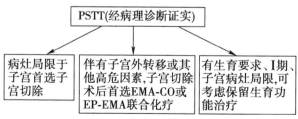

图 7-4 PSTT 诊治流程

（谢　幸　吕卫国　向　阳　王新宇　李　晓
万希润　鹿　欣　曲芃芃　姜　洁　尹如铁）

参 考 文 献

1. 宋鸿钊,杨秀玉,向阳.滋养细胞肿瘤的诊断和治疗.第2版.北京:人民卫生出版社,2004.

2. 谢幸,孔北华,段涛.妇产科学.9版.北京:人民卫生出版社,2018.

3. 沈铿,马丁.妇产科学.3版.北京:人民卫生出版社,2015.

4. Berkowitz RS,Goldstein DP.Gestational trophoblastic disease// Berek JS.Berek & Novak's Gynecology.15th ed.Philadelphia: Lippincott Williams & Wilkins,2011:1581-1603.

5. Ngan HY,Seckl MJ,Berkowitz RS,et al.FIGO Cancer report 2018:Update on the diagnosis and management of gestational trophoblastic disease.Int J Gynecol Obstet,2018,143(Suppl 2):79-85.

6. Koh W,Abu-Rustum NR,Bean S,et al.NCCN Guidelines Version 1.2019,NCCN Clinical Practice Guidelines in Oncology.J Natl Compr Canc Netw,2019.

7. Santaballa A,García Y,Herrero A,et al.SEOM clinical guidelines in gestational trophoblastic disease(2017).Clin Transl Oncol,2018,20:38-46.

8. Kurman RJ,Carcangiu ML,Herrington CS,et al.WHO Classification of Tumours of Female Reproductive Organs,4th edition,2014.

第八章

妇科恶性肿瘤的化疗、靶向治疗与免疫治疗

　　化疗作为全身性治疗措施,能有效控制肿瘤生长、扩散和转移,在妇科恶性肿瘤治疗中占有重要地位。一些对化疗高度敏感的妇科恶性肿瘤(如妊娠滋养细胞肿瘤和部分卵巢恶性生殖细胞肿瘤)可以通过化疗达到治愈。新辅助化疗(induction/neoad-juvantchemotherapy)可以在手术前缩小肿瘤体积,为后续提高手术质量创造条件,放疗前化疗可以增加肿瘤细胞对放疗的敏感性。在妇科恶性肿瘤的治疗中,需要合理规范使用化疗,可避免治疗不足或治疗过度,充分发挥化疗的作用,减少化疗毒副作用。

　　靶向治疗是近年一种新兴的肿瘤治疗方式,是在分子水平上,应用针对明确生物标志物设计的药物,更有针对性地杀伤肿瘤细胞,其中的部分药物在妇科肿瘤中也取得了一定效果。

　　近年来,随着对免疫调节分子等在免疫系统和肿瘤微环境中作用的深入研究,肿瘤免疫治疗也再次成为临床研究的热点。自 2011 年批准易普利姆玛(ipilimumab)治疗黑色素瘤,这标志着癌症免疫治疗革命的开始,目前免疫治疗也在妇科恶性肿瘤开始了应用。对于靶向治疗和免疫治疗,需要认识其适应证和不良反应。

一、细胞毒化学药物治疗

1. 化疗的基本原则 化疗是针对妇科恶性肿瘤的治疗手段,除非特殊类别肿瘤(如妊娠滋养细胞肿瘤)必须在组织病理学确诊为恶性的前提下才能够施行化疗。

2. 化疗的主要途径

(1)静脉全身化疗:最常用的化疗途径,适用于所有妇科恶性肿瘤化疗。

(2)动脉介入化疗:适用于局部脏器有大块瘤灶且血运丰富的肿瘤。如妊娠滋养细胞肿瘤的盆腔病灶、妇科恶性肿瘤的肝转移、局部晚期巨块型宫颈癌等。

(3)腹腔化疗:主要用于治疗已达理想减灭的Ⅱ~Ⅲ期卵巢上皮癌,及伴腹水、横膈转移瘤和盆腹腔弥漫性转移病灶。

(4)口服用药:用于早期肿瘤患者的辅助治疗或晚期复发患者的姑息治疗。

(5)其他化疗途径:包括胸腔化疗,主要治疗胸腔转移的卵巢上皮癌/原发输卵管和原发腹膜癌的胸腔积液;瘤体内注射和鞘内注射等,主要用于妊娠滋养细胞肿瘤的阴道转移及脑转移。

3. 化疗的适应证和禁忌证

(1)适应证

1)对化疗敏感、通过化疗可期望治愈的妇科恶性肿瘤:如恶性妊娠滋养细胞肿瘤、部分生殖道恶性生殖细胞肿瘤等。

2)有化疗指征、需采用包括化疗在内的综合治疗,以期提高治疗效果,预防、减缓复发的妇科恶性肿瘤患者。

3)已无手术和放疗指征的晚期肿瘤患者,或术后、放疗后复发转移患者的姑息治疗。

(2)禁忌证

1) 全身一般状况衰竭者。

2) 骨髓抑制(按抗癌药毒副作用的分度标准,骨髓抑制Ⅲ度及Ⅳ者)。

3) 中-重度肝、肾功能及重度肺功能异常者(轻度异常者慎用)。

4) 心功能障碍者,不选用蒽环类抗癌药物。

5) 有严重感染者。

6) 精神病患者不能合作者。

7) 过敏体质者应慎用,对所用抗癌药过敏者忌用。

8) 妊娠合并肿瘤需视孕周、肿瘤性质和所需化疗药物等情况而定。

4. 化疗方案的选择和实施

(1)化疗方案的选择:原则上以疗效肯定而毒副作用轻者为首选。建议选用经大样本前瞻性随机临床试验(RCT)证实或国际通行的国际妇产科联盟(FIGO)或美国 NCCN 肿瘤诊治指南推荐的化疗方案。无规范治疗方案者鼓励参加药物临床试验。

(2)联合用药原则:①所用药物需单独应用时确有效果,或已经验证联合使用有效;②选用的药物抗癌机制或作用靶点不同;③每种药物的毒副作用不完全相同,避免毒性叠加。

(3)化疗方案实施的规范化

1)剂量:规范推荐的用药剂量多根据 RCT 等大

量实践结果而制定,不能随意增减剂量。偏大剂量易出现毒副作用,偏小剂量易产生肿瘤耐药。大多数药物剂量根据患者体表面积进行计算,患者的身高、体重要准确测量而非估算。每疗程开始前应根据患者体重变化重新计算剂量。

2)化疗间隔:根据不同肿瘤的生物学特性和药物反应而定,不能随意缩短或延长。间隔缩短易出现严重不良反应,间隔延长会影响疗效和导致耐药。

3)药物浓度、配伍和保存:严格按照药物说明书进行,保证药物稳定性、减少毒副作用。需避光者采用遮光保存和使用。

4)按照正确的给药顺序、速度和时间进行化疗。根据细胞周期、药物作用机制,毒副作用决定输注顺序和速度,以增加化疗药物疗效,减少副作用及耐药发生。

(4)化疗方案个体化原则:在规范化的前提下,需根据患者年龄、脏器功能状态等,尤其是脏器功能不全时,进行个体化的剂量调整。

(5)化疗方案的知情同意原则:所有化疗实施前,患者及家属均需知情同意,并签署有关知情同意文书。

5. 化疗的效果评估和毒副作用监测

(1)化疗前

1)核对诊断:组织病理学确诊的妇科恶性肿瘤(妊娠滋养细胞肿瘤除外)。

2)患者一般状况评估:一般采用 ECOG(美国东部肿瘤协作组)评分(表 8-1),需 ECOG≤3 分。

3)详细的病史记录、体格及专科检查。

4)必要的血清肿瘤标志物水平检测。

5）影像学检查评估肿瘤部位和大小。

6）全身脏器功能评估，特殊药物需重点评估特定的脏器功能：如蒽环类药物需评估心脏情况，顺铂需要重点评估肾脏功能，博莱霉素需要评估肺功能等。

表 8-1　体力状况 ECOG 评分标准

Zubrod-ECOG-WHO（ZPS,5 分法）

0	活动能力完全正常,与起病前活动能力无任何差异
1	能自由走动及从事轻体力活动,包括一般家务或办公室工作,但不能从事较重的体力活动
2	能自由走动及生活自理,但已丧失工作能力,日间不少于 1/2 时间可以起床活动
3	生活仅能部分自理,日间 1/2 以上时间卧床或坐轮椅
4	卧床不起,生活不能自理
5	死亡

（2）化疗中

1）合理使用止吐、预防过敏等辅助药物。

2）铂类药物需充分水化等。

3）生命体征监测，警惕过敏反应等。

4）化疗静脉通道的建立，多疗程化疗建议安置经外周深静脉导管（PICC）或静脉输液港。

5）防止药物渗漏，一旦发生尽早处理。

（3）化疗间期

1）监测血常规、肝肾功能、电解质，异常时对症处理。

2）询问并记录化疗副作用（严重程度和分类见表 8-2）。Ⅲ度以上的副作用需要医疗干预。

表 8-2　抗癌药毒副作用的分度标准（WHO）

项目	0度	I度	II度	III度	IV度
血液学					
血红蛋白（g/L）	>110	95~109	80~94	65~79	<65
白细胞（10^9/L）	>4.0	3.0~3.9	2.0~2.9	1.0~1.9	<1.0
粒细胞（10^9/L）	>2.0	1.5~1.9	1.0~1.4	0.5~0.9	<0.5
血小板（10^9/L）	>100	75~99	50~74	25~49	<25
出血	无	瘀点	轻度失血	明显失血	严重失血
消化系统					
胆红素	<1.25×N	(1.26~2.5)×N	(2.6~5)×N	(5.1~10)×N	>10×N
SGOT/SGPT	<1.25×N	(1.26~2.5)×N	(2.6~5)×N	(5.1~10)×N	>10×N
AKP	<1.25×N	(1.26~2.5)×N	(2.6~5)×N	(5.1~10)×N	>10×N

续表

项目	0度	I度	II度	III度	IV度
口腔	正常	疼痛，红斑	红斑，溃疡	溃疡，一般饮食	不能进食/流食
恶心、呕吐	无	恶心	短暂呕吐	呕吐需治疗	呕吐难控制
腹泻	无	短暂（<2天）	能耐受（>2天）	不能耐受需治疗	血性腹泻
肾					
尿素氮	<1.25×N	(1.26~2.5)×N	(2.6~5)×N	(5.1~10)×N	>10×N
肌酐	<1.25×N	(1.26~2.5)×N	(2.6~5)×N	(5.1~10)×N	>10×N
蛋白尿	无	+ <1.0g/24h	++~+++ >1.0g/24h	+++~++++ ≥3g/24h	肾病综合征
血尿	无	镜下血尿	严重血尿	严重血尿+血块	尿道梗阻
肺	正常	症状轻微	活动后呼吸困难	休息时呼吸	需完全卧床
药物热	无	<38℃	38~40℃	>40℃	发热伴低血压

续表

项目	0度	Ⅰ度	Ⅱ度	Ⅲ度	Ⅳ度
变态反应	无	水肿	支气管痉挛	支气管痉挛,无需注射治疗	过敏反应需注射治疗
皮肤	正常	红斑	干性脱皮	湿性皮炎,水疱,瘙痒	剥脱性皮炎,溃疡,死需手术
头发	正常	少量脱发	中等斑片脱发	完全脱发可恢复	不能恢复的脱发
感染	无	轻度感染	中度感染	重度感染	重感染伴低血压
心脏					
节律	正常	窦性心动过速	单灶 PVC,休息时 HR 110 次/min	多灶性 PVC,房性心律失常	室性心律失常
心功能	正常	无症状,但有异常心脏体征	有暂时心功能不足症状,无需治疗	有心功能不足症状,治疗有效	有心功能不足症状,治疗无效
心包炎	无	无症状,心包积液	有症状,不需抽水	心脏压塞,需抽水	心脏压塞,需手术

续表

项目	0度	I度	II度	III度	IV度
神经系统					
神志情况	清醒	短暂嗜睡	嗜睡时间不到清醒的50%	嗜睡时间多于清醒的50%	昏迷
周围神经	正常	感觉异常 腱反射减弱	严重感觉异常和/或轻度无力	不耐受的感觉异常/显著运动障碍	瘫痪
便秘	无	轻度	中度	重度,腹胀	腹胀,呕吐
疼痛	无	轻度	中度	重度	难控制

注：N指正常值上限；PVC 房性期前收缩；便秘不包括麻醉药物引起的；指药物所致痛，不包括疾病引起的疼痛。根据患者对止痛药的耐受情况，也可帮助判断疼痛程度

3)因严重不良反应不能恢复导致下一疗程延期者,需调整化疗药物剂量。

4)每疗程前核对所有检查及肿瘤标志物。

5)每 2~3 个疗程全面评估化疗疗效(症状、体征、肿瘤标志物及影像学肿瘤变化)、药物毒副作用程度,决定后续治疗方案或决定何时终止治疗。

6. 常见化疗药物的毒副作用及防治　目前化疗毒副作用分度方法多参照 WHO 毒副作用判定标准,分为 0、Ⅰ、Ⅱ、Ⅲ 和Ⅳ度(见表 8-2)。美国国立癌症研究所常规毒性判定标准(NCI-CTC),分为 0 级:正常/标准范围内(WNL);一级:轻度/轻度毒性;二级:中度/中度毒性;三级:重度/重度毒性;四级:威胁生命或不能活动的毒性;五级:死于毒性(具有因果关系)。该标准也被国际上应用,尤其在临床药物试验中,多采用 NCI-CTC。按照副作用发生时间性质分类:急性毒性反应、亚急性毒性反应、慢性毒性反应。

(1)骨髓抑制:多数化疗药物以抑制白细胞为主,伴血小板相应下降,也常有贫血发生。多数先出现中性粒细胞减少,血小板减少的发生和恢复都稍晚于中性粒细胞的变化。有些药物如丝裂霉素(MMC)、放线菌素 D(Act-D)、吉西他滨或卡铂药等对血小板影响较明显。

1)化疗相关中性粒细胞减少:中性粒细胞减少症指外周血中性粒细胞绝对值(absolute neutrophil count,ANC)$<2.0×10^9/L$。根据中性粒细胞减少程度可分为轻度($ANC>1.0×10^9/L$)、中度 [ANC 为 $(0.5~1.0)×10^9/L$] 和重度($ANC<0.5×10^9/L$)。中性粒细胞减少伴发热(febrile neutropenia,FN)定义

为口腔温度>38.3℃(腋温>38.1℃)或 2 小时内连续 2 次测量口腔温度>38.0℃(腋温>37.8℃),且 ANC<0.5×10^9/L,或预计会<0.5×10^9/L。FN 的发生与化疗药物、给药剂量和频率以及患者年龄、状态相关。在应用细胞周期特异性药物(如紫杉醇、氟尿嘧啶和吉西他滨等)7~14 天,中性粒细胞出现低谷,14~21 天时中性粒细胞恢复。在应用细胞周期非特异性药物(如阿霉素、环磷酰胺等)10~14 天,可引起中性粒细胞减少症,21~24 天时中性粒细胞恢复。

对化疗相关中性粒细胞减少需要进行分层管理。在第一个化疗疗程前就应当进行妇科肿瘤发生 FN 的危险分层评估,其中发生 FN 风险化疗方案见表 8-3。对于接受高 FN 风险化疗方案者,建议一级预防性使用 G-CSF(Ⅰ类证据),对于接受中度 FN 风险化疗方案者,需要评估患者自身风险因素。年龄是另一个主要风险因素,如果患者存在任意一条可以引起风险系数增加的因素,建议预防性使用 G-CSF。对于低 FN 风险者,不常规预防性使用 G-CSF。如果既往化疗中,发生过 FN,也可以考虑二级预防性使用 G-CSF。

表 8-3　FN 高-中风险常见妇科恶性肿瘤常用化疗方案

肿瘤类型	FN 发生风险	常用化疗方案
卵巢癌	高(>20%)	托泊替康、紫杉醇、多西他赛
	中(10%~20%)	卡铂、多西他赛
宫颈癌	中(10%~20%)	①顺铂和托泊替康;②紫杉醇和顺铂;③托泊替康;④伊立替康
子宫肉瘤	中(10%~20%)	多西他赛

妇科恶性肿瘤的化疗、靶向治疗与免疫治疗

预防性 G-CSF 的用法和用量:①重组人粒细胞集落刺激因子(rhG-CSF):通常在化疗结束 24~72h 开始,2~3μg/kg(根据机构规定的体重限制,取整至最接近药瓶规格),皮下或静脉注射,1 次/d。持续用药直至 ANC 从最低点恢复至正常或接近正常水平(ANC 回升至 $2.0×10^9$/L 以上时)。②聚乙二醇化重组人粒细胞集落刺激因子(PEG-rhGCSF):对于化疗间隔 14 天以上的方案,在化疗结束 24 小时后使用 1 次(不建议在使用细胞毒性化疗药物前 14 天到化疗后 24h 内给予)皮下注射,剂量按患者体重(100μg/kg)进行个体化治疗。尚无足够数据支持周化疗方案后使用,因此不推荐对于短疗程或者周疗患者使用。

如果出现严重的中性粒细胞缺乏(ANC<$0.1×10^9$/L)或预计中性粒细胞缺乏持续>7 天,可以预防性使用抗生素。

化疗相关中性粒细胞减少的治疗:接受预防性使用 rhG-CSF 的患者出现 FN,或者未接受预防性使用 rhG-CSF 者,如果出现中性粒细胞减少,必要时进行治疗(尤其是出现Ⅲ度骨髓抑制患者)。用法:5μg/kg(根据机构规定的体重限制,取整至最接近药瓶规格),皮下或静脉注射,1 次/d。持续用药直至 ANC 从最低点恢复至正常或接近正常水平(ANC 回升至 $2.0×10^9$/L 以上时)。

因为感染进展快,致死率高,对于已发生 FN 的患者,应当进行国际癌症支持治疗学会(MASCC)风险评估,并依据结果在 2 小时内即刻进行包括抗生素等综合治疗,同时注意进行环境隔离等措施。

2)化疗相关贫血:血红蛋白≤11g/dl 或较之前

下降≥2g/dl时需要对患者进行贫血相关的评估。同时要注意鉴别贫血其他多种原因。对于中度以上贫血者,必要时要进行血清铁、铁蛋白、转铁蛋白和总铁结合力的四项检查,肿瘤患者中32%～60%合并铁缺乏,根据铁的状态进行补铁治疗。对于高危患者(如近期强化疗使Hgb下降)或存在某些合并症(心脏病、慢性肺疾病、脑血管疾病)时,要考虑红细胞输注,当出现明显的症状性贫血(心动过速、晕厥等),应考虑红细胞的输注。红细胞生成素(EPO)用于化疗相关的贫血尚有争议,因为EPO的应用可能增加血栓事件风险,并与生存期缩短相关。EPO用法:初始剂量为100～150U/(kg·d),皮下注射,每周2～3次,同时建议静脉输铁剂以增强疗效。注射EPO与输血的利害比较还需要进一步临床试验。

3)化疗相关血小板减少(CIT):CIT诊断标准:外周血血小板<100×10^9/L,排除患有其他导致血小板减少的基础疾病及其他引起血小板减少的药物影响(如磺胺类药物等)。促血小板生长因子用于治疗化疗相关血小板减少,包括重组人白细胞介素-11(rhIL-11)、重组人血小板生成素(rhTPO)、TPO受体激动剂罗米司汀(romiplostim)和艾曲泊帕(eltrombopag)。目前国内只有前两种。

A. rhIL-11用法:在血小板计数为(25～75)×10^9/L时应用。推荐剂量25～50μg/(kg·d),连用7～10天,至化疗抑制作用恢复且血小板计数≥100×10^9/L或较用药前升高50×10^9/L以上时,及时停药,避免发生静脉血栓栓塞。肾功能受损者需减量[肌酐清除率<30ml/min者,减量至25μg/(kg·d)],有心脏病史者慎用。

B. rhTPO 的用法:应在血小板$<75×10^9$/L 时应用,300U/(kg·d),化疗结束 6~24 小时开始皮下注射,连续应用 7~14 天。对于上一个化疗周期发生过 2 级以上 CIT 者和出血风险较大的患者,建议给予二级预防治疗。在使用过程中注意血小板变化,在血小板$≥100×10^9$/L 或较用药前升高 $50×10^9$/L 时,应及时停药。

C. 输注血小板:当血小板小于和/或等于 $10×10^9$/L 时,或 $20×10^9$/L 时伴有自发性出血或全身性淤血,需要输注血小板。

(2)消化道反应

1)食欲缺乏、恶心和呕吐:化疗所致恶心、呕吐(chemotherapy-induced nausea and vomiting,CINV)是指由化疗药物或化疗相关药物引起的恶心(以反胃和/或急欲呕吐为特征的状态)和呕吐(胃内容物经口吐出的一种反射动作),为常见副作用。按发生时间分类,分为急性、延迟性、预期性、暴发性及难治性。急性反应一般发生在给药数分钟至数小时,给药 5~6h 达高峰,多在 24h 之内缓解。延迟性反应多在化疗 24h 后,可以持续达 7 天。预期呕吐是患者前一次化疗经历了难以控制的呕吐,在下一次化疗开始前即发生的恶心、呕吐。暴发性呕吐是指及时进行了预防处理但仍出现呕吐,并需要进行"解救性治疗"。难治性呕吐指以往的化疗周期中使用预防性和/或解救性止吐治疗失败,在接下来化疗周期中仍然出现呕吐。一般将抗肿瘤药物催吐风险分为高度、中度、低度和轻微 4 个等级,其中高度催吐风险(呕吐发生率$>90\%$)药物包括:顺铂、阿霉素($>60mg/m^2$)、表阿霉素($>90mg/m^2$)、环磷酰胺(≥1 500mg/m²)、异环磷酰胺(≥2g/m²)和氮芥等。

治疗原则是预防为主。预防用药根据催吐风险选择。①高度催吐性化疗方案:化疗前采用三药联合方案,包括5-HT3受体拮抗剂(如昂丹司琼或格拉司琼)、地塞米松和NK-1受体拮抗剂(如阿瑞吡坦)。如顺铂(Ⅰ类证据),其他方案(2A级证据)。2019年NCCN指南推荐四联用药,即在三联用药基础上增加奥氮平联合用药,即阿瑞吡坦+地塞米松+5-HT3受体拮抗剂±劳拉西泮/奥氮平,预防延迟性CINV。②中度催吐性化疗方案:急性CINV给予5-HT3受体拮抗剂+地塞米松±阿瑞匹坦±劳拉西泮进行预防,延迟性CINV推荐5-HT3受体拮抗剂+地塞米松±阿瑞匹坦±劳拉西泮进行预防(Ⅰ类证据)。③低度催吐性化疗方案:使用单一止吐药物,如地塞米松、5-HT3受体拮抗剂或多巴胺受体拮抗剂(如甲氧氯普胺),延迟性CINV无需常规预防。④轻微催吐性化疗方案:对于无恶心和呕吐史的患者,不必在化疗前常规给予止吐药物(2A级证据)。对已经进行了预处理但化疗中仍然出现呕吐时,需要再次评估化疗方案及已用药物的影响,除对部分非化疗相关性致吐原因进行鉴别和对症干预外,如肠梗阻、代谢紊乱和脑转移等,同时首先考虑临时增加一种不同类型的止吐药物,备选药物包括:劳拉西泮、异丙嗪、甲氧氯普胺、奥氮平、奥美拉唑等。可以选择不同给药途径和方案。保证足够的液体供应,维持水电解质平衡,纠正酸碱失衡。

2)口腔毒性:化疗所致的口腔并发症可导致急

性毒性反应(黏膜炎、唾液改变、味觉变化、感染和出血)和迟发性毒性反应(黏膜萎缩、口腔干燥症)。口腔黏膜炎具有自限性,一般在化疗开始不久就出现,第7天达高峰,在进行化疗后10～14天内痊愈。DNA周期特异性化疗药物[如博来霉素、氟尿嘧啶(fluorouracil,FU)和甲氨蝶呤等]的口腔毒性大于细胞周期非特异性药物。最常引起黏膜炎的药物:阿糖胞苷、多柔比星、高剂量依托泊苷、MTX、氟尿苷(快速给药方案)。

在化疗期间进行预防性口腔处理,包括在开始治疗前进行全面的口腔检查,如保持口腔清洁、牙齿清洁及局部冷敷。治疗主要是支持治疗和控制症状,使用含盐和碳酸氢钠的稀释溶液含漱。饮食限于不需要过多咀嚼的食物,避免酸性、过咸或干的食物。选用黏膜保护剂,包括用青黛散、锡类散或口腔溃疡散涂患处、IL-11细胞因子局部涂抹,或苯海拉明、果胶等,有时混合局部麻醉剂。

3)胃肠毒性:化疗所致腹泻(chemotherapy-induced diarrhea,CID)多见于氟尿嘧啶类药物(5-FU和卡培他滨)和伊立替康、培美曲塞。发生机制系胃肠道黏膜损伤、上皮细胞丢失,肠液分泌增加和小肠绒毛吸收功能下降有关。

化疗中出现腹泻每天超过4～5次(尤其大剂量5-FU化疗者),应立即停止化疗。化疗相关性腹泻治疗原则:止泻、微生态制剂肠道内调节、消炎和对症治疗。止泻药物主要包括洛哌丁胺,使用标准剂量:初始4mg,此后每4h或每次稀便后给予2mg,至最后1次稀便结束后不得少于12小时,但连续不超过48h。其他药物:吸收剂(乳果胶和氢氧化铝)和吸附剂(如白陶土和活性炭)能与渗透活性物质结合,有效辅助治疗轻度腹泻。出现菌群失调,给予美肠胺和培菲康等药物口服。非药物措施包括避免摄入可能加重腹泻的食物,积极口服补充含有水、糖盐液体,必要时输液和抗生素,纠正电解质紊乱和菌群失调。

化疗相关性结肠炎包括:中性粒细胞减少性小肠结肠炎、缺血性结肠炎和艰难梭菌相关性结肠炎。

4)肝脏损害:多数由抗癌药物本身及其代谢产物直接损伤肝细胞或由药物诱发过敏反应导致不同程度肝损害。包括两种类型:①剂量依赖性肝毒性:肝损伤程度与药物的剂量和使用持续的时间相关,如环磷酰胺;②特异质性肝脏药物反应:肝损伤的决定因素是机体对药物的反应,而不是给药剂量或药物及其代谢物的化学结构,不可预测,个体差异性大。通常只引起较轻的、短暂的 ALT 升高。急性药物性肝损伤发生率约 90% 以上,停药或给予保肝治疗后多能恢复。亚急性肝损伤多在化疗后 1 周内多见。慢性药物性肝损伤不足 10%,多发生于停药后 3 个月。引起肝功能异常化疗药物包括放线菌素 D、吉西他滨、足叶乙苷和甲氨蝶呤等。甲氨蝶呤可引起慢性肝纤维化,大剂量 MTX 可能引起严重肝损害,甚至导致肝萎缩。

药物所致肝毒性最明确的指标是转氨酶升高、SGOT/SGPT 伴总胆红素升高,凝血酶原时间或国际标准化比值(INR)增高,提示严重肝损伤的可能。药物性损伤特点是用药在肝损伤之前,停药后肝损伤改善,再次用药后可能出现更迅速和严重。因为

妇科恶性肿瘤的化疗、靶向治疗与免疫治疗

药物性肝损伤诊断迄今仍缺乏简便、客观、特异的诊断指标,目前属排除性诊断。首先要确认存在肝损伤,其次排除其他肝病如病毒性肝病、酒精性肝病和自身免疫性肝病等,再通过因果关系评估来确定肝损伤与可疑药物的相关程度。

对有肝脏基础疾病的高危人群慎重选用肝毒性药物,对于既往治疗后出现肝损伤的患者,根据肝损伤程度调整所用的药物及其剂量,肝功能异常或血清胆红素>85.50μmol/L 不可进行化疗;停化疗后 ALT 升高者,应用护肝药物;对有肝脏基础疾病的高危人群慎重选用肝毒性药物,对于既往治疗后出现肝损伤的患者,根据肝损伤程度调整所用的药物及其剂量,积极进行保肝排毒治疗。

(3)泌尿系统损害:化疗和生物抗肿瘤制剂可通过多种不同的机制引起肾毒性,导致肾脏损害的常用抗癌药有顺铂(DDP)、甲氨蝶呤(MTX)、环磷酰胺(CTX)、异环磷酰胺(IFO)、丝裂霉素(MMC)等,尤以大剂量 DDP 和 MTX 为甚。一般发生于用药 24 小时后,3~7 天最明显。见表 8-4。

表 8-4 妇科常用化疗药物所致肾毒性的临床表现、
发生机制及预防措施

常用药物	肾毒性临床表现	发生机制	预防措施
卡铂	少见,低镁血症	大剂量时肾小管坏死	注意药物剂量选择
顺铂	肾衰竭;肾小管酸中毒;低镁血症(剂量相关和累积)	近端肾小管间质损伤	充分水化,利尿剂,细胞保护剂(如阿米福汀)

续表

常用药物	肾毒性临床表现	发生机制	预防措施
CTX	低钠血症,出血性膀胱炎	对远端肾小管直接影响	充分水化、四氢叶酸(CF)解救
异环磷酰胺	范科尼综合征、肾小管酸中毒、肾源性尿崩症、出血性膀胱炎	丙烯醛和氯乙酸主要对膀胱黏膜及近端小管的损伤	充分水化、美司钠(mesna)解救
吉西他滨、丝裂霉素C	溶血性尿毒症综合征	微血管病变	
MTX	非少尿性肾衰竭(大剂量MTX时)	甲氨蝶呤的肾小管内沉积	水化,尿液碱化
	低钠血症	抗利尿激素分泌不当综合征	

肾功能评估:应使用最准确的 GFR 评估方法。收集 24 小时尿液计算肌酐清除率(creatinine clearance,CrCl)方法十分繁琐,并有可能由于尿液收集不全而出错。以稳定的血清肌酐浓度为基础的估算公式也与测得的 GFR 有关,例如 Cockcroft-Gault 公式、肾脏病膳食改良试验(modification of diet in renal disease,MDRD)公式、慢性肾脏病流行病合作工作组(Chronic Kidney Disease Epidemiology Collaboration,CKD-EPI)公式。这些目前是常规临床实践中最常用的方法,便捷且具有相似的一致性水平。

防治措施:①水化:顺铂化疗前一天开始至化疗后 2~3 天,每天输液 2 000~3 500ml 保证 24 小时尿量>2 500ml,不足者增加补液量并用利尿剂;②碱化:用大剂量 MTX 者,既要水化还要碱化尿液(输注或口服 NaHCO₃,保持尿 pH>6.5,测尿 pH 2~3 次/d);③解救:为防止 MTX 肾毒性应给予四氢叶酸(CF)解救,CF 用量为 MTX 剂量的 10%~15%,肌注,开始时间因方案而异。为预防 IFO 导致膀胱出血,可于应用 IFO 的同时及 IFO 后 4h、8h 给美司钠,剂量为 IFO 的用量 10%~30%。

(4)心脏毒性:导致心脏毒性的化疗药物最常见的是蒽环类药物及其衍生物(多柔比星 ADM、柔红霉素、表柔比星)及蒽醌类化合物(米托蒽醌)。其急性/亚急性反应可以在化疗开始或结束后数周内出现,表现为心电图异常、心律失常(主要是房颤)、心肌受损和左室功能障碍等,通常比较少见,多在一周内缓解;其慢性反应化疗结束 1 年以内出现,与累积剂量有关,表现为心肌病,并可进展到心力衰竭。连续应用 ADM 总量达 $400mg/m^2$ 时心肌病变发生率为 3.5%,$550mg/m^2$ 时可达 11%。大剂量的 CTX(180mg/kg 连用 4 天)、紫杉醇、多西他赛、丝裂霉素及氟尿嘧啶等也可能损害心脏。当阿霉素与紫杉醇、达卡巴嗪和异环磷酰胺合用时心脏毒性增加。

所有患者在开始使用蒽环类药物前都应该接受基线心血管功能临床评估,包括体格检查和超声心动图。右丙亚胺(DZR)是唯一可以有效预防蒽环类药物所致心脏毒性的药物。在第一次使用蒽环类药物前就应使用 DZR。

化疗过程中密切监测心脏功能，推荐行超声心动检查进行心功能监测，包括血浆 BNP、心肌肌钙蛋白和 cTnT/TnI 等监测阿霉素等蒽环类药物导致早期心脏毒性，其他 LDH、CK 指标升高与化疗药物剂量相关。控制蒽环类化疗药剂量，如 ADM 化疗终身累积剂量应在 $450 \sim 500mg/m^2$（单药 $<550mg/m^2$，联合用药应 $<400mg/m^2$，表阿霉素终身累积剂量为 $800 \sim 900mg/m^2$）。对于成人，当出现新发的左室收缩功能不全或心力衰竭时，需要心内科医师共同诊治。当存在临床心力衰竭的证据，左室射血分数（LVEF）$<45\%$ 或 LVEF 较原有值下降 $>20\%$ 时，停用蒽环类药物，并使用 ACEI 或血管紧张素受体阻断剂或 β 受体阻滞剂等系列治疗。

（5）肺毒性：抗肿瘤药物最常见的肺毒性形式包括：①间质性肺炎（蒽环类和蒽环类药物类似物、吉西他滨、异环磷酰胺、伊立替康、奥沙利铂、长春碱类）；②机化性肺炎（多柔比星、奥沙利铂）；③弥漫性肺泡损伤（吉西他滨、奥沙利铂、依托泊苷）；④非心源性肺水肿（阿糖胞苷、吉西他滨、长春碱）等。

多数情况化疗相关肺毒性是一种排除诊断，需要除外包括感染、放疗引起的损伤或肿瘤转移。辅助检查包括肺功能检查和高分辨肺 CT。

诊断肺毒性后要停用该药（1C 级证据）、对较严重的肺毒性使用全身性糖皮质激素及支持治疗。对于急性或亚急性起病的严重肺毒性患者（如静息时呼吸困难、氧饱和度低于 90% 或自基线降低超过 4%，或者临床状况恶化），推荐启动全身性糖皮质激素治疗，而非仅仅观察和支持治疗（1B 级证据）。使用口服泼尼松 40~60mg/d;对于即将发生呼吸衰竭的患者可一开始静脉给予糖皮质激素。

博来霉素的积累量 >250mg/m^2 时易发生肺毒性,尤其在有高危因素的患者(如年龄 >70 岁、肺部放疗后或与有肺毒性的药物合用)。国内推荐博来霉素的终身累积剂量为 250mg/m^2 或总量 360mg,对于大多数已经证实或强烈怀疑博来霉素诱导性肺损伤者[包括肺一氧化碳弥散量(DLCO)无症状性下降 25% 及以上],建议永久停用博来霉素治疗(1A 级证据)。对于有症状性博来霉素诱导性肺毒性且有肺功能测定(PFT)指标受损证据的患者,建议采用全身性糖皮质激素治疗(1B 级证据)。常规初始剂量为泼尼松 0.75~1.00mg/(kg · d)(理想体重),最大剂量为 100mg/d,4~6 周后逐渐减量。

(6)神经毒性:化疗相关性神经毒性分为周围性(CIPN)和中枢性两种类型。铂类药物最常导致神经毒性。包括:①顺铂:最常见为周围神经病和耳毒性,与剂量累积相关,累积 300mg/m^2 后会发生;②奥沙利铂:大多数患者都会在每次给药后 24~72h 内出现急性感觉神经综合征。非铂类药物引起神经毒性的药物包括:MTX,尤其是鞘内给药时(无菌性脑膜炎、横贯性脊髓病变、脑病),紫杉醇(以感觉神经为主的周围神经病变)和长春碱类(周围感觉神经病变、自主神经病变)等。

目前尚无预防或逆转化疗所致神经毒性的有效手段。关键在于密切观察,以便在神经功能障碍出现之前及时调整治疗方案或药物剂量,以减轻神经毒性。症状会随时间改善,但通常不会完全恢复。目前不推荐任何用于预防 CIPN 的药物,但有些药物有助于减轻 CIPN 症状(包括疼痛),如度洛西汀。三环类抗抑郁药加巴喷丁、含巴氯芬、阿米替林和氯胺酮外用凝胶,虽无确切证据使患者获益,但有症状的患者尝试性使用这些药物。

(7)皮肤毒性:化疗药物对皮肤影响,可能是药物的直接影响,或过敏或对血管影响等引起。最常见全身性损害为化疗相关性皮肤、黏膜、毛发和指/趾甲变化,表现为脱发、皮疹、瘙痒、皮炎和色素沉着等;其中一些变化是由免疫介导的超敏反应,包括荨麻疹和血管性水肿、发疹性皮疹、血管炎或接触性皮炎。

化疗药物注射局部主要表现为化学性静脉炎、化疗药物外渗引起局部组织损害及手足综合征等。其中外周化学性静脉炎可引起静脉变色、疼痛、红斑及血管闭塞等。因此,应重视外周静脉血管保护,化疗尽量选择大血管,最好采取外周大静脉血管留置插管或留置静脉输液港。化疗药物外渗指化疗药物在输注过程中,各种原因渗漏到皮下组织,使注射部位出现疼痛、肿胀和红斑,甚至坏死等。包括发疱性化疗药物,如蒽环类、长春碱类和放线菌素药物外渗后发生红、肿、热、痛,严重皮肤及组织坏死和溃烂;刺激性化疗药物,如异环磷酰胺、草酸铂和紫杉醇引起炎症和疼痛等。化疗药物外渗后要积极处理。立即停止注射,在渗漏部位多点注射止痛药和解毒剂;根据化疗药物的特性选择支持治疗等。

手足综合征(HFS)也称为肢端红斑,最常见于接受阿糖胞苷、聚乙二醇化多柔比星脂质体、卡培他滨或氟尿嘧啶治疗的患者。对将要接受卡培他滨治疗的患者,可外用 10%尿素乳膏预防 HFS(2B 级证据)。使用其他药物时发生中-重度 HFS 的患者也可尝试外用尿素治疗(2C 级证据)。HFS 与给药剂量有关,且通常在停用致病药物后 2~4 周内消退,伴有受累区域的浅表脱屑。

(8)过敏性反应:所有用于肿瘤治疗的药物在输注时都可能发生输液反应(infusion)或过敏反应(allergic reactions)。可以发生在药物输注过程中或输完之后,甚至输液完成后数天。

1)输液反应:通常症状较轻,通过减慢给药速率、停药后迅速干预等措施可以缓解。但是对卡铂、顺铂或奥沙利铂有轻度反应史的患者即使缓慢输注,仍然可能出现更严重的反应。输液反应更常见于紫杉醇(见于 27%的患者),也见于接受脂质体阿霉素治疗者。应用紫杉类时曾出现过输液反应者,如为轻度输液反应(例如面色潮红、皮疹、寒战),可以在充分医患沟通和备有可用的急救设施后考虑再次应用。再次输注可以从较前次用药更慢的速率开始,并在可耐受的情况下缓慢增加滴速。但缓慢输注不同于脱敏治疗。

2)过敏反应:与药物本身、机体和疾病等相关。多数为Ⅰ型免疫变态反应,最常见的临床表现为药疹和血管性水肿,症状严重者(如气短、全身荨麻疹/瘙痒、血压改变、支气管痉挛、喉头水肿),可导致心血管衰竭并威胁生命。停止输液和/或治疗干预之后症状仍有可能持续存在。铂类和紫杉类药物都可能导致严重的过敏性休克,由其他药物引起者少见。

铂类药物(卡铂、顺铂和奥沙利铂),其特点是

妇科恶性肿瘤的化疗、靶向治疗与免疫治疗

在初始化疗时较少发生,而倾向于在多次使用致敏药物后发生。表现为皮疹、瘙痒、哮鸣和呼吸困难。临床主要表现为药物输注过程,即可或短时间内或延迟反应(数小时或数天)面部潮红或瘙痒到抽搐、呼吸困难及过敏性休克,心绞痛、高或低血压等。如患者发生过非常严重的危及生命的反应(如过敏性休克),可能与反应相关的药物均不应再次使用。除非在有脱敏经验的变态反应专科医师或专家的指导下方可考虑继续用药。

紫杉醇由于其溶媒原因,易引起过敏反应。多发生在化疗开始 15~30min 内,即使小剂量引起严重过敏反应。博来霉素也可能引起高热、休克甚至死亡。足叶乙苷快速推注可引起喉头水肿、虚脱等过敏反应。

用紫杉醇前先给予预脱敏药物,口服或静脉给予地塞米松,化疗前 30min 静注苯海拉明 25~50mg,西咪替丁 300mg,心电监护并做好出现急性过敏反应的抢救准备;治疗过程中如出现:①轻度反应(潮红、皮疹、瘙痒):第一次使用铂类药物者,可降低输液速度,给予 H_1 受体拮抗剂及抗组胺药物(苯海拉明或羟嗪),应用紫杉醇类及第二次使用铂类药物者均应停止输液,给予 H_1 受体拮抗剂及抗组胺药物,如果症状仍没有缓解,给予皮质类固醇,或加用肾上腺素。②严重反应(气短、需要治疗的血压改变、呼吸困难、胃肠道症状)或危及生命的反应(过敏反应):应当停止输液,给予氧疗、支气管扩张剂雾化吸入,H_1 受体拮抗剂及抗组胺药物,H_2 受体拮抗剂(西咪替丁、法莫替丁),皮质类固醇(例如甲基强的松龙、氢化可的松、地塞米松),如需要可行生理盐水推注。避免使用 BLM 后出现发热可给予解热镇痛药;避免 VP-16 静脉推注引起反应,可加入生理盐水 300ml 静脉点滴 1h 以上。

二、分子靶向药物治疗

与抑制 DNA 合成和有丝分裂的细胞毒化疗药物不同,分子靶向药物作用于肿瘤组织中癌细胞、间质和脉管系统的信号转导途径。相对于放、化疗等传统的肿瘤治疗方法,靶向治疗具有特异性强、毒副作用小、耐受性好等优势。多数靶向药物都是小分子药物或单克隆抗体药物。小分子药物是可以口服药丸或胶囊,单克隆抗体通常是静脉注射。按照作用机制,主要包括以下几类:①抗血管生成靶向药物;②聚腺苷二磷酸核糖聚合酶(poly-ADP ribose polymerase,PARP)抑制剂;③ 雷帕霉素靶蛋白(mammalian target of rapamycin,mTOR)抑制剂;④表皮生长因子(epidermal growth factor receptor,EGFR)阻断剂;⑤其他:包括叶酸受体抗体等。

目前常用于妇科恶性肿瘤的分子靶向药物如下:

1. **抗血管生成剂**(anti-angiogenic agents,AA)目前获 FDA 批准用于妇科恶性肿瘤两种制剂:贝伐单抗(bevacizumab)和帕唑帕尼(pazopanib)。

(1)贝伐单抗:是一种重组的人源性单克隆 IgG1 抗体,可通过与肿瘤细胞分泌的 VEGF 特异结合,阻断 VEGF 经由酪氨酸激酶 VEGFR-1 和 VEGFR-2 进行的信号转导,从而抑制肿瘤血管生成。在妇科恶性肿瘤中,2004 年 FDA 批准适应证包括:持续性、复发性或转移性宫颈癌,与紫杉醇和顺铂或紫杉醇和拓扑替康联用;先前接受不超过两种化疗方案治疗的铂类耐药复发性卵巢上皮癌、输卵管癌或原发性腹膜癌,与紫杉醇、聚乙二醇化多柔比星脂质体或拓扑替康联用;对铂类药敏感的复发性卵巢上皮癌、输卵管癌或原发性腹膜癌,与卡铂和紫杉醇或卡铂和吉西他滨联用,随后单用维持治疗;治疗复发性或持续性子宫内膜癌。

卵巢癌维持治疗:一线维持治疗在含贝伐珠单抗的联合化疗结束后,继续使用贝伐珠单抗单药,推荐剂量:7.5mg/kg 或 15.0mg/kg(静脉滴注,30min 以上)间隔 3 周一次,或 10.0mg/kg(静脉滴注,30min 以上)间隔 2 周一次,视患者的耐受情况,初始治疗持续 15 个月(ⅠB 级证据)。二线维持治疗即复发性卵巢癌治疗达到部分或完全缓解后继续贝伐珠单抗单药维持治疗,推荐剂量:15.0mg/kg(静脉滴注,30min 以上)每 3 周一次,持续至疾病进展或不可耐受毒性(ⅠB 级证据)。

(2)帕唑帕尼:是泛血管内皮生长因子受体酪氨酸酶抑制剂(TKI),可作为单一用药,用于接受过蒽环类药物化疗的晚期软组织肉瘤患者。2019 年NCCN 指南不再推荐帕唑帕尼作为卵巢癌初始治疗后维持治疗。

(3)抗血管生成剂主要副作用处理

1)心血管毒性:包括高血压(HTN)、左心室功能障碍和充血性心力衰竭(CHF)、急性血管事件如心肌梗死、心绞痛及出血异常。HTN 是贝伐单抗相关最常见不良反应。对于 HTN 管理,建议在开始任何抗血管生成剂治疗之前进行心血管风险和血压的评估。预测 HTN 发生不良后果危险因素,包括收缩压≥160mmHg 或舒张压≥100mmHg、糖尿病、既往已确定的心血管疾病(如缺血性卒中和心肌梗死)、确定的或亚临床肾病、亚临床器官损伤(如心电图显示左心室肥厚),以及同时具备≥3项以下危险因素:年龄(男性>55岁和女性>65岁)、吸烟、血脂异常、空腹血糖>100mg/dl、早发心血管疾病家族史和腹型肥胖。在抗血管生成剂治疗期间应经常监测血压,并在第一个疗程期间严密监测。血压管理目标应该<140/90mmHg,对于既往有心血管危险因素的患者目标可略宽松。治疗抗血管生成剂诱导的HTN的推荐药物包括噻嗪类利尿剂、β受体阻滞剂、二氢吡啶和非二氢吡啶类钙通道阻断剂、血管紧张素转换酶抑制剂和血管紧张素受体拮抗剂。没有任何一种药物在HTN管理方面被证明优于其他药物。一旦贝伐单抗停药,血压应该下降,但由于该药物半衰期长,HTN在癌症患者中仍然普遍存在,且可能有已经存在的肾损害。因此,患者及其多学科团队应该继续长期监测血压并维持抗HTN药物,直到安全时再停药。

2)胃肠道穿孔(GIP):GIP是抗血管生成剂治疗中最严重并发症之一,对于腹痛患者应高度警惕GIP的发生。FDA警告,对任何等级的GIP都要进行彻底评估并立即停止使用抗血管生成剂,具体处理需要综合考虑患者的整体状况、治疗目标/期望值和疾病总体预后。

3)肾毒性:贝伐单抗和帕唑帕尼治疗期间建议监测尿蛋白。接受贝伐单抗治疗的患者若尿蛋白≥2+应接受24h尿量评估。对于24h尿蛋白≥2g的患者,应停用贝伐单抗,并且可以在尿蛋白<2g/24h后重新应用。如果发生肾病综合征(定义为每24h尿蛋白≥3g),应该永久停用贝伐单抗。对帕唑帕尼治疗建议采用类似的治疗方法。罕见的肾脏疾病,如肾病综合

征和增生性肾小球炎也有报道,如果可疑这些病症出现,应将患者转诊给肾内科医师。

2. 聚腺苷二磷酸核糖聚合酶(poly-ADP ribose polymerase,PARP)**抑制剂**(PARP 抑制剂)　目前临床使用的三种聚腺苷二磷酸核糖聚合酶抑制剂(PARP 抑制剂),包括奥拉帕利(olaparib)、鲁卡帕利(rucaparib)和尼拉帕利(niraparib)。

(1)奥拉帕利(olaparib):在 2014 年 12 月被批准成为另一个上市的靶向药物,目前在妇科肿瘤的适应证包括:既往接受过≥3 线化疗的 gBRCAm 突变型晚期卵巢癌、铂敏感复发性卵巢癌患者的维持治疗和含铂化疗 CR 或 PR 的 BRCAm 晚期卵巢癌患者的一线维持治疗。

(2)鲁卡帕利(rucaparib):2016 年 FDA 获批用于 BRCAm 且经 2 线及以上化疗后的晚期卵巢癌患者的单药治疗;2018 年获批用于铂敏感复发性(PSR)卵巢癌的维持治疗。

(3)尼拉帕利(niraparib):2017 年 FDA 获批上市。目前适用于铂敏感复发性(PSR)卵巢癌维持治疗。不管有无 *BRCA* 突变均能使用,适用于已经接受过常规化疗并出现缓解的患者。较奥拉帕利与瑞鲁卡帕利相比,尼拉帕利不受 *BRCA* 突变及 HRR 缺陷的限制,适用于所有铂敏感 ROC 患者。

(4)PARP 抑制剂在卵巢癌中维持治疗用法:适用于:①铂敏感复发的卵巢癌患者,无论患者既往是否接受贝伐珠单抗治疗,当含铂化疗达到 CR 或 PR,维持治疗直至疾病进展(影像学复发)或不可耐受毒性;②初始含铂方案化疗后达到 CR/PR、FIGO Ⅲ、Ⅳ期的 *g/sBRCA* 突变的卵巢癌患者。

推荐适合 PARP 抑制剂维持治疗患者尽早开始维持治疗。在含铂方案化疗至少 4 个疗程,评估疗效达到 CR/PR,患者体能状态得以恢复后立即进行 PARP 抑制剂维持治疗。尽可能在化疗结束后 8 周内开始,尤其对于复发人群。

对于一线(初治)PARP 抑制剂维持治疗的患者,可以考虑维持治疗持续至 2 年,若仍存在残余病灶的高危患者可考虑持续治疗至复发进展或不可耐受毒性。对于铂敏感复发型卵巢癌患者,维持治疗应持续治疗至疾病进展(影像学复发)或不可耐受毒性。

(5)PARP 抑制剂的主要不良反应

1)恶心/呕吐:目前 3 种 PARP 抑制剂均属于中-高度致吐剂。NCCN 指南建议在 PARP 抑制剂应用前每天预防性应用 5-HT3 拮抗剂,且持续使用。如果出现突发性恶心/呕吐,应该依次加入不同类别的止吐药(顺序不分先后),包括奥氮平、劳拉西泮、大麻素、吩噻嗪、地塞米松、氟哌啶醇、甲氧氯普胺或东莨菪碱。此外,应考虑增加预防性止吐药以进行后续治疗。如果在前几个疗程内未发生恶心或者恶心很快消退,可考虑逐渐减量并停止吐药,特别是对长期使用 PARP 抑制剂治疗者。如果出现 3~4 级恶心,应持续用药直至恶心改善至 1 级或更好,然后可以在改善预防性止吐药应用的同时以相同剂量重新开始或减少剂量。如果恶心呕吐再次发生,只要症状再次改善,PARP 抑制剂可重新应用并进一步减量。如果症状第三次发生或在 28 天内未缓解,应该停用 PARP 抑制剂。

2)消化不良或味觉障碍:在奥拉帕利中更常见(20%)。质子泵抑制剂有效并应尽早使用。对味觉障碍患者可考虑改变生活方式及食谱(如改变食物的风味、温度、加入调味剂)以及改善口腔卫生等。

3)乏力:很常见,但常常被低估。评估时需要除外其他可能的因素(如甲状腺功能减退或抑郁症)。PARP抑制剂服用者应在每次就诊时进行乏力的评估,也建议患者进行自我监测。干预措施包括身心干预和认知行为疗法,药物中除了哌醋甲酯 5～20mg/d,其他药物均未被证实有效。

4)骨髓抑制:三种PARP抑制剂均有不同程度的骨髓抑制,服用者应当每月检查一次血常规。使用尼拉帕利者,如果基线体重低于77kg或基线血小板计数低于 150 000/μl,起始剂量可调整至 200mg/d。如果出现II度骨髓抑制,可以停药,直到骨髓抑制恢复到I度或正常,并可以原剂量重新开始使用PARP抑制剂并密切监测。如果反复出现骨髓抑制,可以进行药物减量。对于需要反复输血或有其他 3～4 度骨髓抑制的患者,如果停药后骨髓抑制恢复到I度或正常,PARP抑制剂应进行减量后的维持治疗。如果血常规在 28 天内无法恢复,应考虑转诊至血液科进行进一步评估。如果 ANC$<1.0\times10^9$/L,应停药至其$\geq1.5\times10^9$/L,最长停药 28 天。如果 ANC 不能恢复到可接受的水平,则应停止使用PARP抑制剂。

三、免疫治疗

近年来,随着对免疫调节分子在免疫系统和肿瘤微环境中研究的深入,肿瘤免疫治疗再次成为临床研究的热点。目前在肿瘤领域应用的免疫治疗包括多种方案,如细胞免疫治疗、抗体/细胞因子免疫治疗和肿瘤疫苗等。目前临床研究较多为免疫检查点抑制剂,如细胞毒性 T 淋巴细胞相关抗原 4(cytotoxic T lymphocyte-associated protein4,CTLA-4)、程序性死亡受体-1(programmed cell death protein 1,PD-1)及其配体(programmed cell death 1 ligand 1,PD-L1)的抑制剂已被应用到多种肿瘤临床治疗。随着免疫检查点抑制剂在肿瘤治疗领域深入研究,其在妇科恶性肿瘤中也取得了一定进展。

(1)免疫检查点抑制剂:2018 年 6 月 12 日美国食品药品监督管理局 FDA 批准 PD-1 抑制剂派姆单抗(Pembrolizumab)用于 PD-L1 阳性的晚期及复发宫颈癌的二线治疗。2019 年美国国家癌症综合网络 NCCN 发布宫颈癌、子宫肿瘤、卵巢癌及滋养细胞肿瘤的临床实践指南中,推荐派姆单抗可用于高度微卫星不稳定性(microsatellite instability-high,MSI-H)或错配修复缺陷(deficient mismatch repair,dMMR)的复发性宫颈癌、子宫内膜癌、卵巢癌及耐药性绒癌的补救治疗。

(2)免疫检查点抑制剂相关的毒副作用及处理:免疫检查点抑制治疗可引起与免疫相关的不良事件(irAE)通常为暂时性,但有时可为重度或致死性。欧洲临床肿瘤协会(European Society for Medical Oncology,ESMO)发表了《免疫治疗的毒性管理:ESMO 诊断、治疗及随访临床实践指南》,美国 NCCN 也有相应的免疫治疗管理指南。主要包括与输注反应和免疫相关不良反应或特殊关注的不良事件。最常见、最重要的 irAE 是皮肤病、腹泻/结肠炎、内分泌疾病、肝和肺毒性(表 8-5),其他可累及部位包括:免疫性肾炎、免疫性心肌炎和神经系统症状,如吉兰-巴雷综合证及重症肌无力等。另外,疲乏与恶心也是常见症状。

表 8-5 常见免疫治疗相关毒性的分度

	1 级	2 级	3 级	4 级
皮肤	斑丘疹覆盖<10%的 BSA,伴/不伴有症状(瘙痒、发热、紧缩感)	斑丘疹覆盖 10%~30% BSA,伴/不伴有症状(瘙痒、发热、紧缩感);影响使用工具性日常生活活动	斑丘疹覆盖 > 30% BSA,伴/不伴有相关症状:个人自理能力受限	伴重叠感染的丘疹脓疱性皮疹;Stevens-Johnson综合征,TEN 覆盖>30% BSA 且需要收入重症监护病房治疗的大疱性皮肤病
肝脏	ALT 或 AST>ULN~3 倍 ULN	ALT 或 AST:3~5 倍 ULN	ALT 或 AST:5~20 倍 ULN	ALT 或 AST>20 倍 ULN
腹泻或结肠炎	每天水样便次数<3次	每天水样便次数 4~6 次,或腹痛或血便恶心或夜间发作	每天水样便数>6 次,或在饭后 1 小时内发作,需要收入院并隔离直到感染排除	

续表

	1级	2级	3级	4级
肺炎	仅有影像学改变:毛玻璃样改变,不典型的间质性肺炎	轻/中度新发的症状:呼吸困难,咳嗽,胸痛	严重的新发症状,新发/恶化的间质性肺炎	危及生命,呼吸困难,ARDS
	肌酐为1.5倍基线值或1~1.5倍ULN	肌酐>1.5~3倍基线数值或>1.5~3倍ULN	肌酐>3倍基线值或3~6倍ULN	肌酐>6倍ULN
垂体炎	轻度乏力,厌食,无头疼或无症状	头疼但不伴有视力障碍,或乏力/情绪改变但血流动力学稳定,无电解质紊乱	严重的占位效应症状,包括严重头痛,任何程度的视力障碍,或者严重的肾上腺功能减退(包括血压改变,重度电解质紊乱)	

注:BSA:body surface area,体表面积,ULN 正常上线

临床 irAE 发生相对较早,多数在免疫治疗开始后的数周到 3 个月出现。但首个也可能在 irAE 治疗结束 1 年后出现。目前组织活检诊断免疫治疗相关毒性作用价值未定。治疗前需对患者进行易感性评估,包括病史(家族史)、一般状况、自身免疫性疾病、基线实验室检查和影像学检查。一般治疗中度或重度 irAE 需要中断免疫检查点抑制剂治疗,并使用糖皮质类激素进行免疫抑制。根据毒性的严重程度进行治疗:出现 2 级(中度)免疫介导毒性的患者,应暂停检查点抑制剂治疗,症状或毒性减轻到 1 级或以下后可谨慎再次使用。如果症状未在 1 周内消退,应开始使用糖皮质激素[泼尼松 $0.5mg/(kg \cdot d)$ 或等效的其他糖皮质激素]。出现 3 级或 4 级(重度或危及生命)免疫介导毒性的患者,应永久停用检查点抑制剂治疗。应给予大剂量糖皮质激素[泼尼松 $1\sim2mg/(kg \cdot d)$ 或等效的其他糖皮质激素]。症状消退到 1 级或以下后,可在至少 1 个月内逐渐减量。对于类固醇耐药者,则使用英利昔单抗。对于复发或自身免疫疾病患者可以使用免疫治疗,但是需要谨慎。

(向　阳　蒋　芳　李小平　曹冬焱

张国楠　徐丛剑　王世宣)

参 考 文 献

1. National Comprehensive Cancer Network.Hematopoietic Growth Factors.Version 2.NCCN,2019 National Comprehensive Cancer Network.Antiemesis.Version 1.NCCN,2019.

2. National Comprehensive Cancer Network. Epithelial Ovarian Cancer/Fallopian Tube Cancer/Primary Peritoneal Cancer & Less Common Histopathologies.Version 1.NCCN,2019.

3. National Comprehensive Cancer Network. Management of Immunotherapy-Related Toxicities. Version 1. NCCN, 2019

4. Lalla RV, et al. MASCC/ISOO clinical practice guidelines for the management of mucositis secondary to cancer therapy. Cancer, 2014, 120(10): 1453-1461.

5. Lundqvist EA, Fujiwara K, Seoud M. Principles of chemotherapy. Int J Gynaecol Obstet, 2015, 131(Suppl 2): S146-149.

6. National Comprehensive Cancer Network. NCCN Clinical Practice Guidelines in Oncology, Ovarian, Fallopian Tube and Primary Peritoneal Cancers, Version 2. NCCN, 2015.

7. 中国医师协会肿瘤医师分会. 中国重组人粒细胞集落刺激因子在肿瘤化疗中的临床应用专家共识(2015版). 中华医学杂志, 2015, 95(37): 3001-3003.

8. 肿瘤放化疗相关中性粒细胞减少症规范化管理指南. 中华肿瘤杂志, 2017, 39(11): 868-878.

9. 中国抗癌协会临床肿瘤学协作专业委员会. 肿瘤化疗所致血小板减少症诊疗中国专家共识(2018版). 中华肿瘤杂志, 2018, 40(9): 714-720.

10. 于世英, 姚阳. 肿瘤药物相关性肝损伤防治专家共识(2014版). 北京: 中国协和医科大学出版社, 2014.

11. 中国抗癌协会癌症康复与姑息治疗专业委员会. 肿瘤治疗相关呕吐防治指南(2014)版. 临床肿瘤学杂志, 2014, 19(3): 263-273.

12. Hershman DL, Lacchetti C, Dworkin RH, et al. Prevention and management of chemotherapy-induced peripheral neuropathy in survivors of adult cancers: American Society of Clinical Oncology clinical practice guideline. J Clin Oncol, 2014, 32(18): 1941-1967.

13. Gunderson CC, Matulonis U, Moore KN. Management of the toxicities of common targetedtherapeutics for gynecologic cancers. Gynecol Oncol, 2018, 148(3): 591-600.

第九章

妇科恶性肿瘤的放射治疗

放射治疗是妇科恶性肿瘤重要的治疗手段。对于子宫颈癌,放射治疗适合所有期别的患者;对于子宫内膜癌,术后放射治疗可以减少有高危因素患者的复发;对于外阴癌和阴道癌,放射治疗也是常用的术后辅助治疗。此外,各种晚期或复发性妇科恶性肿瘤,都会选择性地应用放射治疗。

随着影像技术和计算机技术的进步,放射治疗技术也得到了快速发展,以立体定向为主流技术的放射治疗正在妇科恶性肿瘤的治疗中发挥重要作用。

一、宫颈癌放射治疗

1. 诊断要点

(1)临床表现

1)阴道出血:最常见,多为接触性出血。

2)阴道分泌物增多。

3)压迫症状:①疼痛:侵及宫旁可出现盆腔胀痛,侵及盆壁,压迫或侵犯神经干出现腰骶疼痛及向下肢放射性疼痛,压迫或侵及输尿管引起肾盂积水出现腰部钝痛。②水肿:压迫血管、淋巴管引起下肢和外阴水肿。③压迫或侵及膀胱:尿频、血尿、排尿困难。④压迫或侵及直肠:里急后重、黏液便,严重者造成阴道直肠瘘。

4)全身症状:乏力,焦虑。

5)转移症状:与转移部位有关。

(2)体格检查

1)妇科检查:双合诊后必须行三合诊,必须记录检查情况,如肿瘤大小、宫旁情况和阴道。

2)全身体检:除一般系统查体外,强调检查锁骨上、腋下和腹股沟区域。

(3)病理检查

1)宫颈/阴道细胞学涂片:适用于早期宫颈癌的诊断,多用于防癌普查。

2)组织学检查:包括宫颈活检、宫颈管内刮取术、宫颈锥切等,是确定宫颈癌最重要的证据。

(4)影像学检查

1)盆腔 MRI:确定宫颈病变大小和侵犯范围及盆腔淋巴结转移与否。对照射野设计有很好的参考作用。

2)CT:腹盆腔增强 CT 利于判断腹盆腔淋巴结转移与否,发现肾盂输尿管积水情况。胸部 CT 利于判断是否有肺转移、纵隔淋巴结转移。

3)PET-CT:全身肿瘤状况评估,可早期发现无症状的盆腔和腹主动脉旁转移淋巴结情况以及其他远处转移,对正确设计放疗照射范围有益。

4)肾血流图:了解是否有输尿管梗阻及肾排泄功能,化疗前评估。

5)胸片、腹盆腔 B 超。

6)其他:根据病情选择需要的检查如静脉肾盂造影、钡灌肠等。

（5）实验室检查

1）常规检查：血常规、尿常规、肝肾功能等。

2）肿瘤标志物检查：SCC、CA125、CA199、CEA 等。

3）腔内照射前检查：凝血全套、感染相关项目。

（6）内镜检查：阴道镜，根据需要选择膀胱镜、直肠镜等。

2. 治疗原则　根据 NCCN 指南及 FIGO 2018 版分期。

（1）ⅠA 期以手术为首选，不能手术者可选择放疗。

（2）ⅠB1、ⅠB2、ⅡA1 期：可选择根治性手术（1 类证据）或根治性放疗（外照射和内照射结合），两者疗效基本相同。手术后病理显示有高危因素者需要术后接受同步放化疗，有中危因素者需要术后辅助放疗。

（3）ⅠB3、ⅡA2 期：可选择根治性同步放化疗（1 类证据）或根治性手术（2B 类证据）。

（4）ⅡB ～ ⅣA 期：选择根治性同步放化疗。

（5）ⅣB 期：病理证实后可选择全身化疗和个体化的放疗。

（6）放疗前有严重贫血者应尽量纠正，有感染者要控制感染。

3. 放射治疗

（1）放疗原则

1）所有期别的宫颈癌均可用放射治疗，根治性放疗需要外照射和内照射合理结合进行。

2）原位癌：当由于其他原因不能手术或者为多中心原位癌，可单纯腔内放射治疗，一般需要 A 点等效剂量达到 45~50Gy。

3）IA 期:A 点等效剂量为 75~80Gy，IA1 期无 LVSI 时淋巴结转移罕见，可单用腔内放疗，不用外照射。

4）IB1 期、IB2 期、IB3 期、IIA1 期和 IIA2 期:可以根治性手术或根治性放疗，依据患者身体情况、患者意愿和病灶特点决定。根治性手术后病理有高危因素者需要术后放疗或放化疗。

A. 宫颈癌根治术后放疗:术后病理高危因素包括:淋巴结转移、切缘阳性、宫旁组织阳性。有高危因素者术后需要接受同步放化疗。如果没有以上高危因素，但是有下列危险因素:原发肿瘤大、浸润宫颈深度超过 1/2、脉管瘤栓者（Sedlis 标准），需术后盆腔放疗，根据患者情况选择性同步化疗。推荐外照射应用调强放疗技术，CTV 处方剂量 45~50Gy，宫旁阳性者需要局部增加剂量至 60Gy。如果有阴道受侵、阴道切缘阳性或近切缘等情况，采用近距离后装腔内放疗对阴道残端补量。如果外照射选择常规放疗技术或三维适形技术，则需在 40Gy 后屏蔽直肠、膀胱，阴道残端内照射 10~20Gy/2~4 次，参考点在黏膜下 5mm 处。若术后病理显示髂总淋巴结转移或/和腹主动脉淋巴结转移，则需行用延伸野外照射。见表 9-1。

表 9-1　宫颈癌合并中危因素者术后盆腔放疗指征

LVSI	间质浸润深度	肿瘤直径（临床查体）
+	外 1/3	任何大小
+	中 1/3	≥2cm
+	内 1/3	≥5cm
−	中 1/3 及外 1/3	≥4cm

B. 根治性放疗:需内外照射联合进行,同步增敏化疗。在有条件的情况下,外照射推荐应用在图像引导前提下的调强放疗技术,CTV 外照射 45~50.4Gy/25~28 次。如应用常规、三维适形技术,需在 30~40Gy 后屏蔽直肠、膀胱,开始加用腔内照射。

腔内照射多应用高剂量率(HDR)后装照射,二维治疗以 ICRU38 号报告的建议为基础,采用 A 点为处方剂量参考点,并进行直肠和膀胱剂量检测。对于ⅠB1、ⅠB2、ⅡA1 较小病灶的宫颈癌,采用 4~6 次腔内照射,每次剂量 5~7Gy,每周 1~2 次,A 点总剂量 20~30Gy。对于病灶较大的ⅠB3、ⅡA2 期局部进展期病灶,采用 5~6 次腔内照射,每次剂量 5~7Gy,必要时进行组织间插植,A 点总剂量 30~36Gy。三维腔内放疗以 CT/MRI 为基础,以 GEC-ESTRO 的建议为指导,以高危 CTVD90 为处方剂量,以 D_{90}、D_{100} 和 V_{100} 评估靶体积剂量,以使用邻近施源器的正常器官受照组织 0.1、1、2、5cm^3 的最小剂量 D5cc、D2cc 和 D0.1cc 评估危及器官剂量。建议用 EQD2(相当于 2Gy 时的等效生物剂量)来进行内外照射剂量的叠加,肿瘤组织的 α/β 为 10,危及器官直肠和膀胱的 α/β 为 3。对于较小病灶(肿瘤 2~3cm)的ⅠB1、ⅠB2、ⅡA1、ⅡB,高危 CTV 剂量内外照射达到 80Gy 以上,对于较大病灶(肿瘤>3~4cm)的ⅠB3、ⅡA2、ⅡB~ⅣA,高危 CTV 需要内外照射剂量在 85Gy 以上。

若髂总淋巴结转移和/或腹主动脉淋巴结转移,需行延伸野外照射,在保护小肠等器官的前提下,肿大淋巴结区可局部加量 10~20Gy。

C. 放疗后手术:部分腺癌对放疗不敏感,若根治性放疗后随访 1~3 个月仍有肿瘤残留,可考虑辅助性子宫全切术(3B 类证据)。

5) ⅡB、Ⅲ期:选择根治性放疗(内外照射联合),同步增敏化疗。也有行放疗前腹腔镜下肿大淋巴结切除术者(2B 类证据)。外照射和内照射方法同上。A 点总剂量≥85Gy,采用三维腔内放疗时,较大病灶(肿瘤>3~4cm)的 ⅡB、ⅢA、ⅢB,高危 CTV 需要内外照射剂量在 85Gy 以上。

治疗前需要仔细进行影像学评估,若髂总淋巴结和/或腹主动脉淋巴结转移,需行延伸野外照射,肿大淋巴结区加量 10~20Gy;下 1/3 阴道受侵的 ⅢA 期,建议行腹股沟淋巴引流区预防性外照射,45~50Gy,用阴道柱状施源器阴道补量。ⅢB 期建议宫旁补量最高至 60Gy。病理为腺癌或其他放疗敏感度不佳的肿瘤,若放疗后随访 1~3 个月仍有肿瘤残留者,可考虑辅助性子宫全切术。

6) ⅣA 期:放疗和同步增敏化疗。内外照射治疗技术同上,内照射单次剂量不宜太大,特别注意防止阴道直肠瘘和阴道膀胱瘘。

7) ⅣB 期:可行全身化疗,姑息性放疗可用于缓解症状。对寡转移患者,积极治疗后部分患者可取得较好结果。

8) 外照射分次剂量为 1.8~2.0Gy,每周 4~5 次,腔内照射当天停用外照射。内、外照射的搭配和内照射的开始时间应该个体化,对于小的病灶和窄阴道的患者,尽早开始内照射可以防止外照射后阴道狭窄而使内照射不易进行。

(2)放疗技术

1)外照射

A. 常规技术:是传统照射技术,近年来应用逐渐较少。

盆腔照射主要用箱式四野照射或前后对穿照射,在模拟机下定位,依据骨性标记确定照射野范围。箱式四野照射野上界在 $L_4 \sim L_5$ 间隙,下界在闭孔下缘或肿瘤下界下 3cm,外界在真骨盆外 $1.5 \sim 2cm$ 处,侧野的前界包括耻骨联合,后界一般在 $S_2 \sim S_3$ 间隙水平(若宫骶韧带受累、子宫后位或肿瘤沿直肠扩展时,后界需要包括整个骶骨),建议应用铅块或多叶准直器(MLC)屏蔽部分小肠和部分膀胱和直肠。36 ~ 40Gy 后改前后对穿,并用 4cm 左右挡铅或 MLC 屏蔽直肠、膀胱。

扩大野(或延伸野)照射包括盆腔及腹主动脉旁淋巴引流区。照射野上界扩大至 L_1 上缘,有时需要到 $T_{11} \sim T_{12}$ 间隙,腹主动脉段外界在椎体外缘各旁开 $1.5 \sim 2cm$ 处。腹主动脉旁淋巴引流区部分可先前后对穿,36Gy 时改左右对穿避让脊髓;盆腔可四野照射,也可前后对穿照射。

下 1/3 阴道受侵时,照射野包括盆腔及双腹股沟淋巴引流区,高能 X 线前后对穿照射。照射野下界扩大至股骨小转子下 5cm(结合体表投影),外界扩大至股骨大转子垂直向下,36 ~ 40Gy 后腹股沟区域可改电子线照射。

B. 三维适形技术或调强技术:先进的照射技术,是目前主要的外照射技术。

采用 CT 模拟机定位,定位前 2h 口服稀释后的显影剂以显示肠道,患者需要排空大便,适当充盈膀胱。应用血管造影剂可以较好地区分血管和淋巴结,应用体膜或充气袋固定体位。

靶区（CTV）：

宫颈癌术后盆腔放疗靶区：阴道残端、上段阴道、阴道旁及盆腔淋巴引流区（髂内、闭孔、髂总、髂外、骶前），有腹主动脉旁淋巴结转移者需包括腹主动脉旁淋巴引流区。

未手术者盆腔放疗靶区：肿瘤和整个宫颈区、子宫、上段阴道，宫旁、阴道旁及盆腔淋巴引流区（髂内、闭孔、髂总、髂外、骶前）。

扩大野放疗靶区：盆腔靶区加上腹主动脉旁淋巴引流区。

下 1/3 阴道受侵时靶区：盆腔靶区包括全阴道，加上双腹股沟淋巴引流区。

三维适形技术需注意适时遮挡膀胱、直肠，避让脊髓。调强放疗技术较常规、适形技术可以直接在逆向计划前对脊髓、小肠、膀胱、直肠、肝肾等危及器官限量，起到明显的保护作用。宫颈癌放疗应用三维适型或调强技术可以明显减少正常组织的放疗反应，疗效同常规技术相同。

2）内照射

A. 宫颈癌术后的内照射：不作为常规治疗。对于阴道切缘阳性或近切缘者，NCCN2018 指南专家组明确指出应接受阴道近距离放疗。美国近距离放疗协会 ABS 建议具有下列高危因素者：手术切缘阳性或近切缘者；宫旁或阴道受侵者的宫颈癌患者，均需补充术后阴道残端近距离放疗。首次内照射前妇科检查了解残端情况（注意需在手术后一个月以上再做妇科检查），选取适合的施源器；口服钡剂透视下观察小肠与阴道残端距离。多采用阴道柱状施源器照射阴道残端，以黏膜下 0.5cm 为参考点，驻留

2cm。每次剂量 5~6Gy,共 2 次。若阴道残端阳性或距切缘较近,建议增加驻留长度和总剂量。

　　B. 宫颈癌根治性内照射:施源器置入后,应用模拟机定位,拍摄正交片,以 A 点、B 点为参考点设计治疗计划(A 点位于阴道穹窿上方 2cm 旁开 2cm 处,是宫颈癌腔内放疗最常用的剂量计算点,A 点同一水平外侧 3cm 处为 B 点),同时置入膀胱和直肠标记,用点剂量评估直肠、膀胱剂量。目前应用较多的为高剂量率后装,每周 1~2 次,每次 4~7Gy,共 4~7 次,A 点总剂量 35~42Gy。腔内放疗剂量应与体外放疗剂量结合考虑。体外照射+腔内治疗(腔内剂量以体外常规分割等效生物剂量换算)A 点的总剂量一般情况应为 ⅠA2 期 75~80Gy,ⅠB1、ⅠB2、ⅡA1 期≥80Gy,ⅠB3、ⅡA2、ⅡB~ⅣA 期≥85Gy。采用不同剂量率后装机治疗时,应进行生物剂量转换,同时注意对膀胱及直肠剂量的监测,避免膀胱及直肠的严重放疗反应。一般直肠最高剂量水平不超过 A 点的 60%,膀胱三角区的位置受膀胱充盈程度影响大,要注意控制整个疗程膀胱受到的总剂量在其耐受水平。下 1/3 阴道受累者还需加阴道柱状施源器照射阴道,以黏膜下 0.5~1cm 为参考点,每次 4~5Gy,每周 1 次,共行 2~4 次。

　　C. 宫颈癌的三维腔内照射:是先进的内照射技术,是近距离治疗发展的方向。

　　定位:采用 CT 或 MRI 进行定位,扫描范围从髂前上棘至坐骨结节下缘,层厚 3~5cm(施源器重建部位为 3cm),定位前口服造影剂有助于肠道显影。

　　靶区及危及器官勾画:三维后装建议采用 ICRU89 号文件推荐的三维后装治疗的 GTV、CTV 概念,应用 MRI 图像勾画靶区,以 T_2WI 序列所示的肿瘤范围为 GTV。将 CTV 按照肿瘤负荷和复发的危险程度分 3 类:高危 CTV(CTV-T_{HR}),肿瘤高危临床靶区,包括外照射治疗后残余肿瘤(GTV-T_{res}),病变组织(pathologic tissue)和全部宫颈。其中病变组织(pathologic tissue)是指 MRI 影像上肿瘤周围灰区、水肿及纤维化的部分,还包括查体触及的残余肿瘤;肉眼可见的残余黏膜改变。中危 CTV(CTV-T_{IR}),肿瘤中危临床靶区,包括 GTV-T_{init} 的范围在近距离治疗时的映射,CTV-T_{HR} 基础上参考 GTV-T_{init} 的缩小进行的外扩,建议左右及头脚方向外扩 10mm,前后方向外扩 5mm。低危 CTV(CTV-T_{LR})代表潜在的相邻或非连续的原发肿瘤的显微扩散。在局部晚期宫颈癌中,CTV-T_{LR} 包括整个宫颈、整个子宫、阴道上部、膀胱和直肠的前后间隙,剂量的给予主要依靠体外放疗,近距离放疗时不做评估要求。对于无法行 MRI 定位的患者,以 CT 模拟定位为基础的宫颈癌三维适形近距离治疗,宫体、宫旁受侵及宫颈局部肿瘤显示欠佳,靶区勾画的准确性降低,对于 IB1 期的患者,将宫体的 1/2 勾画于 CTV-T_{HR};对于 IB2、IIA2、IIB~IVA 期的患者,至少将宫体的 2/3,甚至是全部子宫勾画于 CTV-T_{HR} 内以保证靶区的准确性。对于某些早期宫颈癌可以先开始或同时开始近距离放疗,ICRU89 号报告中首次提出 CTV-$T_{1,2,3}$ 的概念。CTV-T_1 为全部的宫颈、查体或影像上发现的宫颈及周围的肿物;CTV-T_2 则为在 CTV-T_1 的基础上进行相应的外扩,膀胱、直肠方向外扩 0.5cm,左右、头脚方向外扩 1.0cm;CTV-T_3 则包括 CTV-T_1、CTV-T_2 在内,还包括全部子宫、全部宫旁以及阴道上 1/2 或

1/3,以及直肠子宫陷凹、膀胱子宫陷凹。CTV-$T_{1,2,3}$ 可相应的以初始 CTV-T_{HR}、初始 CTV-T_{IR} 和初始 CTV-T_{LR} 来表示。建议以 D90、D100 评估 GTV、CTV_{HR} 和 CTV_{IR} 的剂量,以 V150、V200 评估高剂量体积;以 D1cc、D2cc 评估危及器官(organs at risk, OAR)受量。A 点剂量仍需报告,作为评价靶区剂量的参考。以高危 CTV 确定处方剂量,每次 4~7Gy,每周 1~2 次,共 4~7 次。高危 CTV 靶区(CTV_{HR})剂量达到 80Gy,对于肿瘤体积大或退缩不佳病灶,剂量应该≥87Gy。根据已公布的指南,正常组织的限定剂量为:直肠 2cc≤65~75Gy;乙状结肠 2cc≤70~75Gy;膀胱 2cc≤80~90Gy。2009 年美国近距离放疗协会(American Brachytherapy Society, ABS)的调查显示,目前 A 点剂量常与剂量-体积直方图(DVH)参数一起报告,便于与传统的二维近距离放疗相比较。如果三维腔内后装治疗仍达不到参数要求,应该考虑增加组织间插植技术来提高剂量。对于子宫切除术后患者(尤其是阴道切缘阳性或肿瘤近切缘者),可采用阴道施源器后装治疗作为体外放疗的补充。以阴道表面或距阴道容器内放射源 5~10mm 处为参照点,20~24Gy。对于宫颈外生型大肿瘤,特别是出血较多者,体外放疗前可先给予后装治疗消瘤止血,以源旁 1cm 为参考点,一般给予 10~20Gy/1~2 次,可不计入 A 点量。

三维近距离治疗是一项较新的技术,具有剂量精确性高,能较准确地估算靶区和危及器官剂量,针对不同期别的肿瘤可以给予不同的剂量等优势,进而降低局部失败率,降低 G3、G4 胃肠道及泌尿生殖系统并发症的发生率,实现真正意义上的个体化治疗。

（3）并发症及处理:宫颈癌放射治疗引起的反应分为近期反应和远期反应,以直肠、膀胱反应最明显。放疗反应属放疗中不可避免的,但要避免造成放射损伤。

1）近期反应:近期反应是指发生在放疗中或放疗后 3 个月内的反应。

A. 全身反应:乏力、食欲缺乏、恶心,个别患者有呕吐。白细胞、血小板轻度下降。合并化疗者全身反应较重。反应程度与年龄、全身情况等因素有关。一般对症处理,可继续放疗。

B. 直肠反应:多发生在放疗开始 2 周后,几乎所有的患者都会有不同程度的反应。主要表现为里急后重、腹泻、黏液便、大便疼痛、便血,合并同步化疗者反应更严重。可嘱患者用高蛋白、多维生素、易消化的食物。用止泻药物如洛哌丁胺、整肠生、培菲康等对症治疗。严重者暂停放疗。

C. 膀胱反应:多发生在术后患者,表现为尿频、尿急、尿痛,少数可能有血尿。抗炎、止血治疗后好转。严重者暂停放疗。术后输尿管内植入 DJ 管者在治疗时更要注意感染问题,不让患者在治疗时过度充盈膀胱。

D. 内照射相关反应:操作过程中出血、疼痛,多数程度较轻,若出血较多可用止血药物或纱布填塞。子宫穿孔、宫腔感染发生率低,为进一步减少其发生率及减少由此导致的肠瘘、肠炎发生率,建议第一次置入施源器后进行位置确定(CT 扫描),操作前妇检、阅片,对疑似穿孔者行 B 超、CT 明确,拔除施源器或减少驻留位置、降低剂量治疗。

2）远期并发症:患者合并糖尿病、高血压或有盆腔疾病手术史,都可能使远期并发症的发生率增加。

A. 放射性直肠炎、乙状结肠炎:常发生在放疗后 0.5~1 年,主要症状为腹泻、黏液便、里急后重、便血,有时便秘。少数可出现直肠狭窄,严重者可导致直肠-阴道瘘。处理上主要是对症治疗。若出现直肠狭窄、梗阻、瘘管、穿孔,则需考虑手术治疗。

B. 放射性膀胱炎:多发生在放疗 1 年后,主要表现为尿频、尿急、尿血、尿痛。严重者有膀胱-阴道瘘。有膀胱结石者是高危因素。以保守治疗为主,抗炎、止血、药物冲洗膀胱(苯佐卡因、颠茄酊、庆大霉素、地塞米松)。严重者手术治疗。

C. 放射性小肠炎:任何原因导致腹、盆腔内小肠固定都可加重小肠的放射损伤,表现为稀便、大便次数增加、黏液便、腹痛,严重者有小肠穿孔、梗阻,需手术治疗。

D. 盆腔纤维化:大剂量全盆腔照射后可能引起盆腔纤维化,严重者继发输尿管梗阻及淋巴管阻塞,导致肾积水、肾功能障碍、下肢水肿。可用活血化瘀的中药治疗,输尿管狭窄、梗阻者需手术治疗。

E. 阴道狭窄:建议放疗后定期检查阴道情况,行阴道冲洗 6 个月,间隔 2~3 天或每周一次,必要时佩戴阴道模具。建议放疗后 3 个月开始性生活。定期阴道检查和对患者的指导对减少阴道并发症尤为重要。

(4)放疗后随访:放疗后 2 年内,每 3~6 个月随访,了解患者的治疗效果和放疗反应。常规妇科检查,检查血、尿常规,肝肾功,肿瘤标志物、腹盆腔超声或 CT、胸片等。放疗后 3~5 年,每 6~12 个月随访,检查项目同前。

（黄曼妮 安菊生 杨 晰 吴令英）

二、子宫内膜癌的放射治疗

1. 诊断要点

（1）临床表现

1）阴道出血:发生率为 90%,出血量与病变程度无关。警惕绝经后阴道出血。

2）阴道排液:通常为肿瘤渗出或继发感染所致,表现为血性液体或浆液性分泌物,合并感染则有脓血性排液。

3）疼痛:宫腔内积血或积液刺激子宫收缩时或宫腔感染时会有下腹痛,压迫或侵及输尿管或盆腔神经丛可出现腰腿痛。

4）全身症状:晚期可出现贫血、消瘦、恶病质等相应症状。

（2）病理检查:分段诊刮取得组织学标本是诊断的金标准。

（3）常用的辅助检查:腹盆腔增强 CT 可以评价病变范围和淋巴结有无肿大。MRI 可显示子宫内膜增厚或信号异常,提示肿瘤浸润宫壁肌层的深度、宫旁扩散范围、淋巴受累及其他腹盆腔转移灶。PET-CT 在评估肿瘤恶性程度和发现远处转移上有明显的优势,对有条件的患者可选择性采用。其他检查包括血、尿常规,肝肾功能、血 CA125,胸部 CT 或 X 线片等。

2. 治疗原则

（1）手术治疗:手术是子宫内膜癌的首选治疗方法,手术方式的选择依据临床分期、病理类型、分化程度及患者的全身情况来决定。

（2）放射治疗：子宫内膜癌的治疗中，放疗主要是作为辅助治疗手段。根治性放射治疗主要用于伴有严重内科并发症、高龄等不宜手术的各期患者或无法手术切除的晚期患者，最近有对化疗适应证适当放宽的研究。

（3）化学治疗：化学治疗用于肿瘤细胞分化差、脉管受累、Ⅲ期和Ⅳ期、特殊类型的子宫内膜癌（如浆液性乳头状癌、透明细胞癌）和复发的患者，作为综合治疗的一部分。

（4）内分泌治疗：主要是孕激素治疗。一般用于治疗晚期或复发肿瘤。可以口服或静脉给药，常用药物有甲羟孕酮、甲地孕酮、氯地孕酮和己酸孕酮。另外还可应用抗雌激素药物，如他莫昔芬等。

3. 放射治疗

（1）子宫内膜癌完全分期术后

1）Ⅰ期：术后治疗需结合患者有无高危因素。高危因素包括：年龄≥60岁、深肌层浸润和淋巴脉管间隙浸润。Ⅰa期G1或G2级患者可观察，合并危险因素需加阴道内照射；Ⅰa期G3级患者需行阴道内照射，无危险因素且无肌层侵犯、无淋巴脉管间隙浸润的患者可观察。Ⅰb期G1或G2级患者需加用阴道内照射，无危险因素的患者需考虑观察；Ⅰb期G3级患者需阴道内照射和/或盆腔外照射±化疗。

2）Ⅱ期：G1和G2级需行阴道内照射和/或盆腔外照射；G3级需行盆腔外照射±阴道内照射±化疗。

3）Ⅲ期：Ⅲa期无论肿瘤分化程度如何都需选择化疗±放疗；或盆腔外照射±阴道内照射。Ⅲb期：术后加化疗和/或放疗，包括盆腔外照射和阴道内照

射。Ⅲc期：术后加化疗±放疗，包括盆腔外照射或
延伸野照射。

4）Ⅳ期：已行减灭术并无肉眼残存病灶或显微
镜下腹腔病灶时，行化疗±放疗。

（2）子宫内膜样腺癌不全手术分期术后：是指手
术范围不足并可能存在高危因素。ⅠA期，无肌层浸
润、G1～G2级，术后可观察。ⅠA期，肌层浸润<
50%，G1～G2级，选择先行影像学检查，若影像学检
查结果阴性，可选择观察或补充阴道内照射。若影
像学检查结果阳性，考虑行再次手术分期，术后选择
观察或补充阴道内照射。对于G3级，则需要阴道内
照射。ⅠB期需要术后阴道内照射。Ⅱ期术后需要
外照射加阴道内照射。特殊类型内膜癌（浆液性癌、
透明细胞癌）术后需要放疗和化疗。

（3）子宫内膜癌的根治性放疗：对于由于身体原
因不能手术或不适合手术的子宫内膜癌，可行单纯
根治性放疗或配合以激素治疗，晚期可配合以化疗。
治疗前应根据FIGO临床分期确定病变程度。MRI
和超声可用于评估子宫肌层受侵程度。依据子宫大
小、肿瘤病理和病变的扩展情况决定用腔内放疗或
加用外照射治疗。

通常对于年龄较大，病变较早期和所有的G1、
G2级浅肌层侵犯病灶，建议用单纯腔内放疗，对于
深肌层侵犯、G3级、肿块型子宫病变和疑有宫外侵
犯者要加用外照射。外照射治疗技术与术后放疗相
似。内照射的方法与治疗宫颈癌和内膜癌术后放疗
均不一样。内照射的目的是使整个子宫均得到均匀
的高剂量分布。可选用高剂量率或低剂量率腔内照
射，根据子宫的大小和形状选择合适的施源器，一般

应用两根有弯度的宫内施源器或单管施源器,参考点的选择目前没有统一标准。一般是根据子宫壁的厚度来确定。应用以 MRI 或 CT 为基础的三维腔内放疗可以较好地分布剂量和保护正常组织。

4. 放疗技术

(1)外照射方法:盆腔外照射可采用盆腔箱式四野照射技术,三维适形照射技术或调强放疗技术。调强放疗技术能减少正常组织的照射体积,降低并发症的发生率。CTV 主要包括阴道残端、上 1/2 阴道或近端阴道 3cm、阴道旁组织和盆腔淋巴结引流区。剂量 45~50Gy,每次 1.8~2Gy。

(2)内照射方法

1)术后放疗者的内照射:阴道内照射可以单独应用,也可作为体外照射后的补量治疗。临床上治疗前要先根据患者的病情及术后阴道解剖结构的改变情况来选择合适类型和大小的施源器,常用的有柱状施源器、卵圆体施源器和个体化制作施源器等。照射范围通常为上 1/2 段阴道或阴道上段 3~5cm。剂量参考点定义在阴道黏膜下 0.5cm 或黏膜表面。内照射的剂量分割方式目前尚无统一标准,单纯阴道内照射时可采用 7Gy×3 次或 5Gy×6 次,外照射后阴道补量时可采用 4~6Gy×2~3 次。由于多数患者在进行完全分期手术后,小肠位置发生改变,可能坠入盆腔,故进行阴道腔内照射时需要患者口服钡剂后在模拟机下定位,确定阴道残端与小肠的位置关系,避免小肠受到高剂量照射后发生严重并发症。

2)未手术者的内照射:内照射的目的是使整个子宫均得到均匀的高剂量分布。可选用高剂量率或低剂量率腔内照射,根据子宫的大小和形状选择合适的施源器,一般应用两根有弯度的宫内施源器或单管施源器,参考点的选择目前没有统一标准。一般是根据子宫壁的厚度来确定。应用以 MRI 或 CT 为基础的三维腔内放疗可以获得较好的剂量分布和对正常组织的保护。子宫肌层剂量应争取达到 36~50Gy,5~8Gy/次,1~2 次/周,分 6~8 次进行,同时要适当补充阴道腔内照射,以减少阴道复发。如阴道内有明显的转移灶,局部应按阴道癌治疗。

5. 随访 治疗后 4 周所有患者进行第一次随访,主要了解患者治疗后的反应和恢复情况。此后每 3~4 个月随访,3 年后每 6 个月随访,5 年后建议每年随访。随访时检查项目包括常规血液生化、CA125、阴道残端细胞学涂片、超声,选择性进行胸部和腹盆腔 CT。

(张福泉 胡 克 侯晓荣 晏俊芳)

三、阴道癌的放射治疗

1. 诊断要点

(1)临床表现:阴道出血和异常分泌物。晚期可有压迫症状、转移症状。

(2)病理检查:是阴道癌确诊的依据。

(3)盆腔检查:妇科检查时详细标注阴道病变的范围、大小、生长方式,是否累及宫颈、穹窿、阴道旁,尤其要注意阴道中下 1/3 区域前后壁,这些区域经常被窥阴器叶片遮挡,要旋转窥阴器,缓慢退出窥阴器,避免漏诊。可疑的病变必须活检,尤其要排除宫颈及外阴是否有病变累及。仔细检查腹股沟区,排除腹股沟淋巴结转移。

(4)其他检查:血常规、血生化、尿常规及胸部 X

线检查(胸部 CT 是更优的选择),腹腔盆腔增强 CT 或 MR 检查,没有 MR 扫描的禁忌,必须有盆腔增强 MR 扫描。B 超可辅助判断腹股沟区淋巴结转移情况,对可疑腹股沟淋巴结转移需病理穿刺证实。必要时行肠镜和膀胱镜检查。PET-CT 利于评估全身肿瘤情况,对确定放疗范围有意义。

(5)原发阴道癌少见,需与继发性阴道癌鉴别

1)肿瘤原发部位在阴道,应除外来自妇女生殖器官或生殖器官外的肿瘤转移至阴道的可能。

2)肿瘤侵犯到宫颈外口应诊断宫颈癌。

3)肿瘤限于尿道者应诊断尿道癌。

2. 放射治疗

(1)阴道癌的治疗原则:根据阴道癌生长的部位、大小,患者对生育、性功能的要求,个体化选择治疗方法。

1)原位癌:可行手术治疗、物理治疗、药物治疗、阴道近距离放疗。阴道近距离放疗剂量:阴道黏膜达到 60Gy 以上。

2)Ⅰ期阴道癌:Ⅰ期阴道癌可选择手术治疗或放疗。阴道肿瘤表浅,肿瘤深度<5mm 并且宽度<2cm 的肿块,仅给予阴道近距离放疗,阴道黏膜下 0.5cm,60Gy 以上。Ⅰ期阴道癌肿瘤深度>5mm 或肿块宽度>2cm,先用外照射治疗阴道肿瘤阴道旁区域及引流淋巴结区域,外照射后给予近距离放疗补量。

3)Ⅱ~ⅣA 期阴道癌:外照射对阴道肿瘤阴道旁区域及引流淋巴结区域照射,外照射后根据肿瘤退缩情况选择给予近距离放疗补量或外照射补量。

4)ⅣB 期阴道癌:ⅣB 期阴道癌根据远处转移

的部位、范围,应积极寻求根治治疗可能,部分ⅣB期阴道癌通过同期放疗化疗或手术治疗能获得根治或长期生存,仅广泛弥漫转移的患者给予化疗、姑息放疗或其他全身治疗方法。

5)没有Ⅰ类证据支持同期化疗能提高阴道癌的生存率。根据宫颈癌治疗经验和回顾性研究结果,建议阴道癌应给予同期化疗。

6)阴道癌放疗剂量一般不超过70Gy,超过70Gy会导致3~4级放疗毒副作用的增加。在联合腔内近距离放疗或插植近距离放疗情况下,可以给予残留肿瘤更高剂量,剂量可以达75~80Gy。

(2)放疗技术

1)外照射:外阴癌GTV包括阴道肿瘤及肿大淋巴结,CTV包括GTV、全阴道、阴道旁、宫颈、宫颈旁、髂内淋巴结、闭孔淋巴结、髂外淋巴结,上1/3阴道累及应包括骶前淋巴结,下1/3阴道累及包括腹股沟淋巴结,若盆腔淋巴结有转移要包括髂总淋巴结。宫体和附件可不作为CTV勾画。阴道癌仅位于阴道下1/3、宫颈、髂内外淋巴结及闭孔淋巴结都可以不勾画,仅包括全阴道及腹股沟淋巴结引流区,如果腹股沟淋巴结病理证实有转移,需照射髂外淋巴结引流区。腹股沟淋巴结照射,患者体位固定建议蛙腿固定,能减少腹股沟皮肤放射性损伤。阴道癌靶区勾画细节同宫颈癌,不赘述。

2)内照射:阴道癌近距离放疗首要原则是肿瘤厚度<0.5cm。若厚度>5mm可选择联合插植放疗或外照射继续加量。

肿瘤累及阴道后壁,外照后肿瘤厚度>5mm,应给予外照射加量至肿瘤厚度<5mm后近距离加量,

或外照射加量至总剂量达 70Gy。肿瘤位于阴道侧壁或前壁,外照射后肿瘤厚度>5mm,可以选择外照射加量,但更优的方法是插植近距离照射补量。

穹窿累及时,应以 A 点为参考点的宫颈区内照射,需要宫腔管施源器联合阴道圆柱形施源器,或宫腔管施源器联合卵圆体施源器给予宫颈阴道上 1/3 剂量,阴道中下 1/3 继续给予阴道圆柱形施源器放疗。

3. **并发症及处理** 参见第三章"子宫颈上皮内病变与子宫颈癌",但直肠反应一般较宫颈癌更重,且放疗后阴道狭窄较常见。

4. **放疗后随访** 参见第三章"子宫颈上皮内病变与子宫颈癌"。

（吴小华　柯桂好）

四、外阴癌放射治疗

放疗通常用于外阴癌的术后辅助治疗,或者作为局部晚期病例初始治疗的一种手段,或用于复发转移性病例的姑息治疗。为尽可能提高肿瘤控制率和减小正常组织毒性,应选择最合适的放疗技术和剂量。一般情况下,外阴癌外照射的范围包括外阴、腹股沟淋巴引流区、髂外和髂内淋巴引流区。近距离治疗在解剖条件合适的情况下,可作为肿瘤原发灶或残留病灶推量的手段。

对于靶区的定义,需要充分考虑体格检查、影像学结果和不同情况下合适的淋巴引流区,以确保放疗范围能充分覆盖所有的肿瘤区域和复发的危险区域。例如侵犯肛管超过齿状线需要照射直肠周围淋巴结。对于局限于浅表的肿瘤,可采用电子线照射。

近十几年来,随着精确放疗技术如三维适形放疗(3
dimensional conformal radiotherapy, 3D-CRT)和调强
放疗(intensity-modulated radiotherapy, IMRT)的发
展,基于 CT 图像的计划设计可精确定位照射区域,
提高临床靶区的覆盖程度和降低危及器官剂量,传
统的常规放疗技术逐渐退出临床实践。

1. 诊断要点

(1)临床表现:外阴瘙痒、局部肿块或溃疡,可伴
有疼痛、出血、排尿困难。

(2)病理检查:鳞状细胞癌是外阴癌最常见的类
型,其次为恶性黑色素瘤、基底细胞癌、Paget 病、疣
状癌、腺癌、前庭大腺癌、肉瘤等。

(3)妇科检查:妇科检查时应注意外阴肿物的部
位、大小、质地、活动度、与周围组织的关系,以及腹
股沟区。注意双侧腹股沟区是否有肿大的淋巴结,
并应仔细检查阴道、宫颈、子宫及双侧附件区,以排
除其他生殖器官的转移瘤。

(4)其他检查

1)宫颈涂片细胞学检查。

2)阴道镜检查:了解宫颈和阴道是否同时发生
病变,如宫颈上皮内病变或阴道上皮内瘤变
(VAIN)。

3)盆腔和腹腔 CT/MRI 检查:有助于了解相应
部位的淋巴结及周围组织器官受累的情况。

4)对晚期患者,可通过膀胱镜、直肠镜了解膀
胱黏膜或直肠黏膜是否受累。

5)对临床可疑转移淋巴结或其他可疑转移病
灶必要时可行细针穿刺活检。

6)建议常规行宫颈及外阴病灶 HPV DNA 检测

及梅毒抗体检测。

7）PET-CT 检查利于评估全身肿瘤情况，对确定放疗范围有意义。

（5）鉴别诊断

1）外阴上皮内瘤变（VIN）。

2）其他生殖器官的转移瘤。

3）外阴尖锐湿疣、良性病变、慢性感染增生性病变。

2. 放射治疗

（1）治疗原则：外阴癌治疗以手术为主，部分病例因各种因素无法手术可选择根治性放疗。放射治疗一般用于外阴病灶侵犯邻近器官、如手术需行改道患者的术前治疗，不作为早期外阴癌的首选治疗。研究表明，对淋巴结转移患者进行术后腹股沟区及盆腔放射治疗可改善生存，减少复发。外阴肿瘤大或侵及尿道、肛门者，放疗后部分患者仍需切除残留病灶或瘤床，可保留尿道和肛门括约肌功能。少数由于心、肝、肾功能不全而不宜接受手术治疗的患者，或因肿瘤情况无法手术治疗的患者，可选择全量放疗。

1）术前辅助放疗：术前放疗剂量 45～50Gy。部分患者同期放化疗后可能达到完全缓解。同期放化疗时常用的化疗药物为顺铂（DDP）、氟尿嘧啶（5-FU）、博来霉素（BLM）、丝裂霉素（MMC）、紫杉醇（taxol）等。用药途径可选择静脉化疗或动脉灌注化疗。可单用顺铂，剂量为每周 30～40mg/m^2。也可选用铂类为基础的联合化疗，在放疗过程的第 1 周及第 4 周给药。有术前放疗的患者，术后切缘阳性的局部需要再推量放疗，剂量 20Gy 左右。

2)术后辅助放疗:术后辅助放疗应在手术伤口愈合后尽快开始,以不超过术后6~8周为宜。

A. 淋巴结阴性:术后病理结果前哨淋巴结或者腹股沟淋巴结为阴性时,以下两种情况需要考虑补充术后放疗:①切缘阴性的情况下:肿瘤切缘过近(≤1cm),淋巴血管脉管浸润,肿瘤较大(>4cm)和侵犯方式(弥漫性浸润或喷射状浸润)。②切缘阳性:首次手术切缘阳性应可考虑重新切除,若无法再切除或再切除仍然阳性应补充术后放疗。

B. 淋巴结阳性:需照射腹股沟、闭孔、髂外和髂内淋巴引流区。

(2)放疗原则:原发灶区域和淋巴引流区照射剂量为45~50.4Gy/1.8Gy/25~28f,阳性切缘或残留不可切除病灶可推量9~14.4Gy/1.8Gy,对于较大的残留病灶可推量至70Gy,肿大淋巴结推量至70Gy。部分病例可选择含顺铂方案的同期化疗。

1)根治性放疗:部分局部晚期病例因肿瘤侵犯阴道、尿道或肛门直肠,为保留器官功能,可选择根治性放疗。对于合并其他疾病无法手术者,也可选择根治性放疗。近十余年来,随着三维近距离治疗技术的发展,利用图像引导的组织内插植/腔内治疗用于外阴癌的根治性放疗,可以显著提高肿瘤原发灶的剂量,提高局部控制率。在麻醉状态下,根据肿瘤侵犯范围,将一定数目插植针插入肿瘤内部,使其剂量分布能充分覆盖肿瘤,对于阴道、直肠肛门受侵的情况,可配合腔内治疗。参照宫颈癌近距离治疗的经验,使其肿瘤区域受照射的生物等效剂量超过100Gy以上,可达到满意的消退效果。

2）靶区勾画原则

A. 外阴临床靶区（clinical target volume，CTV）：包括原发灶或瘤床加上邻近皮肤、黏膜和外阴皮下组织。CT 模拟定位时用铅丝标记肿瘤皮肤边界或瘤床有助于勾画靶区。整个外阴都应被包括在 CTV 之内，肿瘤侵犯超出外阴的部分，外扩 1cm 边界为 CTV。肿瘤侵犯阴道，需包括受侵水平以上 3cm 阴道。如果阴道受侵范围无法估计，则应包括整个阴道。肿瘤侵犯肛管、直肠、膀胱、尿道或阴蒂，则应外扩 2cm。

B. 淋巴引流区：GTV 包括所有肿大淋巴结，对于包膜下侵犯的情况，从 GTV-CTV 的边界需将所有可能的浸润区域包括在内。通常需包括双侧腹股沟淋巴区，腹股沟淋巴引流区的定义如下：上界为髂外血管离开骨盆成为股动脉的水平，下界为大隐静脉汇入股静脉处下方 2cm 水平或以股骨小转子作为骨性标记。股血管周围外扩 20~30mm 边界，由于淋巴结复发极少在股血管后方出现，因此不需要在股血管后方进行外扩。腹股沟淋巴结转移的情况下，需考虑照射双侧髂外、髂内和闭孔淋巴引流区。如果原发灶侵犯阴道上段后壁，需照射骶前淋巴引流区；若侵犯肛门或肛管，需照射直肠周围淋巴结。

C. 危及器官限量：采取 RTOG 中其他恶性肿瘤放疗对相应危及器官的限量方式，小肠 V40Gy<30%，直肠 V45Gy<60%，膀胱 V45Gy<35%，股骨头作为一个危及器官勾画，限量方式为 V30Gy<30%、V40Gy<35% 和 V44Gy<5%。

3. **并发症及处理**　外阴癌放疗过程中主要不良反应为放射性皮炎，需教育患者保持外阴或腹股沟皮肤清洁,可外用薄荷淀粉、三乙醇胺或抗感染药物缓解皮肤烧灼疼痛感、破溃或感染等不适。其他放疗不良反应如放射性膀胱炎、直肠炎等参照宫颈癌的放射治疗,早期并发症通常在放疗结束后数周得到缓解。照射阴道的患者需在放疗期间和放疗后进行阴道冲洗和扩张,以预防晚期阴道并发症如阴道狭窄、闭锁等情况的出现。清扫过腹股沟淋巴结的患者进行腹股沟区照射容易出现下肢淋巴水肿,目前尚无有效的药物治疗方法,主要通过康复理疗、适当利尿药物、低盐饮食、按摩和弹力袜等促回流措施缓解症状。

4. **放疗后随访**   建议随访间隔:①第 1 年,每 1~3 个月 1 次;②第 2~3 年,每 3~6 个月 1 次;③3 年后,每年 1 次。

（曹新平　陈锴　黄鹤　刘继红）

第十章

妇科恶性肿瘤的手术盆腹腔解剖及基本技巧

解剖学是一门通过观察和实验以了解人体功能的系统知识,而手术则是运用解剖学来治疗疾病、切除肿瘤、去除症状、恢复功能及改善生活的治疗方式。随着外科的进步,学习解剖学已从尸体解剖转向手术时的活体解剖,微创手术又使观察器官及结构达到了更精细水平。

一、妇科肿瘤的盆腹腔手术解剖学

手术治疗是妇科恶性肿瘤的有效治疗手段,同时也是获得精准分期的必要方法,因此,外科手术解剖学知识的获得显得尤其重要。以晚期卵巢癌的肿瘤细胞减灭术为例,为达到切除所有肉眼可见肿瘤的满意肿瘤细胞减灭术,可能涉及多个盆腹腔器官的部分或全部切除,妇科肿瘤医师应对上腹部和盆腔解剖结构有良好的辨识。

1. 盆腹腔腹膜解剖 腹膜为全身面积最大、分布最复杂的浆膜。衬于腹、盆腔壁内表面者称壁腹膜,衬于腹、盆腔脏器表面者称脏腹膜。脏腹膜与壁腹膜互相延续、移行,共同围成不规则的潜在性腔隙,称腹膜腔。晚期卵巢癌时,可发生全盆腹腔的腹膜种植,手术者需要对盆腹膜的解剖有一个全面的认识(图 10-1)。

妇科恶性肿瘤的手术盆腹腔解剖及基本技巧

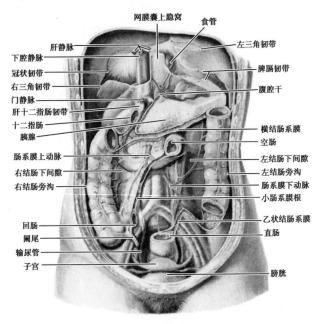

网膜囊上隐窝　食管
肝静脉　　左三角韧带
下腔静脉　　脾膈韧带
冠状韧带　　腹腔干
右三角韧带
门静脉
肝十二指肠韧带
十二指肠　　横结肠系膜
胰腺　　空肠
肠系膜上动脉　　左结肠下间隙
右结肠下间隙　　左结肠旁沟
右结肠旁沟　　肠系膜下动脉
小肠系膜根
乙状结肠系膜
回肠　　直肠
阑尾
输尿管
子宫　　膀胱

图 10-1　盆腹腔腹膜分布

（1）腹膜与腹盆腔脏器的关系：了解腹膜的分布有利于妇科肿瘤手术时探查可能的转移部位和避免可能的脏器损伤。根据腹膜包绕器官的比例不同分为内位器官、间位器官、外位器官。腹膜内位器官指器官各面均被腹膜所覆盖，主要包括胃、十二指肠上部、小肠、横结肠、乙状结肠等。腹膜间位器官指大部分的面被腹膜覆盖，包括肝、胆囊、升结肠、降结肠、直肠上段等。腹膜外位器官指仅一面被腹膜覆盖，包括肾、肾上腺、输尿管等。

（2）腹膜形成的网膜、系膜和韧带：网膜、系膜和韧带是腹膜由腹盆壁内面移行于脏器表面，或由一个脏器移行至另一个脏器表面的过程中形成的结构

（图 10-2）。除对器官起着连接和固定的作用外，也是血管、神经出入脏器的途径。

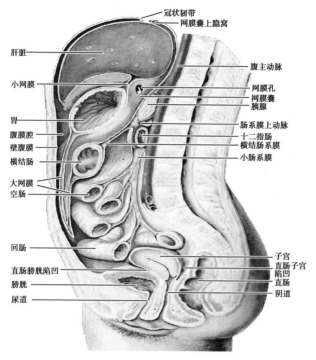

冠状韧带
网膜囊上隐窝
肝脏
小网膜
胃
腹膜腔
壁腹膜
横结肠
大网膜
空肠
回肠
直肠膀胱陷凹
膀胱
尿道

腹主动脉
网膜孔
网膜囊
胰腺
肠系膜上动脉
十二指肠
横结肠系膜
小肠系膜
子宫
直肠子宫陷凹
直肠
阴道

图 10-2　盆腹腔腹膜形成的网膜及系膜和网膜腔

1）网膜

A. 小网膜：是联系于肝门与胃小弯、十二指肠上部之间的双层腹膜结构。小网膜的左侧部为肝胃韧带，系于肝门与胃小弯之间，内含胃左血管和胃的神经等，胃的神经损伤容易发生胃瘫。右侧部为肝十二指肠韧带，系于肝门与十二指肠上部之间，内有胆总管、肝固有动脉和门静脉走行于其中。

B. 大网膜：自胃大弯双层下垂至盆腔上缘再向

后上反折至横结肠,由四层腹膜构成,胃结肠韧带、胃壁的脏腹膜自胃大弯和十二指肠上部向下延续构成了大网膜的前叶(双层腹膜),下垂至横结肠时,不完全地贴附于横结肠的表面,横结肠系膜为大网膜前叶下垂一段后,向后上反折形成大网膜的后叶(双层腹膜),向后上连于横结肠。

大网膜内有一个潜在的腔隙与小网膜囊相通,其前、后叶间的腔隙是网膜囊的下部。大网膜前叶或后叶的两层腹膜间含有许多血管分支,胃大弯下约 10mm 处可见胃网膜左、右血管。

C. 网膜孔及网膜囊:网膜孔位于肝脏下方,上边界为肝尾叶,下边界为十二指肠上部,前界为肝十二指肠韧带,后界是腹膜覆盖的下腔静脉。成人网膜孔可容 1~2 指。

网膜囊是位于小网膜和胃后方的扁窄间隙,又称小腹膜腔。上壁位于肝尾叶及膈下方的腹膜,前壁由上向下依次为小网膜、胃后壁腹膜和大网膜前叶,下壁是大网膜的前、后叶反折部,后壁由下向上依次为大网膜后叶、横结肠及其系膜等,左侧壁为脾及脾的韧带。

卵巢癌细胞可以通过网膜孔转移到网膜囊内,因此,所谓心膈角淋巴结转移病灶除了淋巴结以外,还应该包含网膜囊内的转移病灶。

2) 系膜

A. 小肠系膜:是将空、回肠系连固定于腹后壁的双层腹膜结构。小肠系膜长而宽阔,使其成为卵巢癌细胞转移种植的重要部位。系膜的两层腹膜间含有肠系膜上血管的分支和属支、淋巴管、淋巴结、神经丛及脂肪。

B. 横结肠系膜:是将横结肠系连于腹后壁的横

位腹膜结构,其根部自结肠右曲起始,向左跨右肾、十二指肠、胰头等器官前方,沿胰前缘达左肾前方,直至结肠左曲止。

C. 乙状结肠系膜:是将乙状结肠固定于左下腹部的双层腹膜结构,其根部附着于左髂窝和骨盆左后壁。

D. 卵巢系膜:连接于阔韧带后叶的部位,有血管与神经出入卵巢称卵巢门。

3)韧带:腹膜所形成的韧带不同于骨连结中的韧带,它是连接腹、盆壁与脏器之间或连接相邻脏器之间的腹膜结构,对脏器有固定作用,有的韧带内含血管和神经,也是卵巢等癌细胞转移种植部位。

A. 肝的韧带:包括位于肝上方的镰状韧带及肝圆韧带、冠状韧带和左、右三角韧带,肝下方的肝胃韧带和肝十二指肠韧带。

镰状韧带是位于膈穹窿下方与肝上面之间矢状位的双层腹膜结构,位于前正中线右侧。肝圆韧带是存在于肝镰状韧带边缘部分的退化组织,肝圆韧带将肝左叶分割成左内叶和左外叶。由于镰状韧带偏中线右侧,脐上腹壁正中切口需向脐方向延长时,应偏向中线左侧,避免伤及肝圆韧带及其中的血管。

冠状韧带呈冠状位,由膈下及肝上面的腹膜移行而成。前层向前与镰状韧带相延续。冠状韧带左、右两端处,前、后两层彼此黏合增厚形成了左、右三角韧带。

肝十二指肠韧带,位于肝脏脏面的横沟与十二指肠球部之间,左接肝胃韧带,右侧游离,后为网膜孔的前壁。

B. 脾的韧带:包括脾胃韧带、脾肾韧带和膈脾韧带。脾胃韧带是连于胃底和脾门之间的双层腹膜结构,向下与大网膜左侧部延续,韧带内含胃短血管和胃网膜左血管起始段等。脾肾韧带是自脾门至左肾前面的双层腹膜结构,韧带内含胰尾及脾血管等。膈脾韧带是脾肾韧带向上连于膈下面的结构,由膈与脾之间的腹膜构成。

C. 胃的韧带:包括肝胃韧带、胃脾韧带、胃结肠韧带和胃膈韧带等。胃膈韧带是胃贲门左侧、食管腹段连于膈下面的腹膜结构。膈结肠韧带为膈与结肠左曲之间的腹膜结构,可固定结肠左曲并从下方承托脾。

D. 十二指肠悬韧带:又称 Treitz 韧带,是联系于横结肠系膜根与十二指肠空肠曲之间的腹膜皱襞,内含起于右膈肌脚,止于十二指肠空曲上部后面的十二指肠悬肌。手术时常以此韧带作为判定空肠起端的标志。

E. 子宫附件的韧带:详见教科书的描述。

(3)腹膜皱襞、隐窝和陷凹:腹膜皱襞是脏器之间或脏器与腹壁之间腹膜形成的隆起,其深部常有血管走行。在腹膜皱襞之间或皱襞与腹、盆壁之间的凹陷称隐窝,较大的隐窝则称陷凹,如膀胱子宫陷凹、直肠子宫陷凹,是卵巢癌肿瘤细胞易种植部位,因此在行卵巢癌肿瘤细胞减灭术时需要注意探查此部位。

2. 腹膜后腔的解剖　　腹膜后腔是指腹后壁腹膜与腹后壁的腹内筋膜之间的间隙,上达膈肌,下抵尾骨尖,两侧向外系连腹膜外脂肪。主要结构有腹主动脉及其分支,下腔静脉及其属支;脊柱两侧的腰交感干,以及围绕腹腔干和肠系膜上动脉周围的腹腔神经丛,腹主动脉神经丛、肠系膜下丛和上腹下丛等自主神经丛;再向两侧为左、右肾和肾上腺以及输尿管;胰和十二指肠也位于此间隙内。

(1)膈及腹后壁肌:膈是位于胸腹腔之间的肌性板,上面覆以胸内筋膜(膈上筋膜)及胸膜壁层;下面覆以腹内筋膜(膈下筋膜)及腹膜壁层。膈的右半部上接右肺底,下邻肝右叶;左半部上接左肺底,下邻胃底和脾;中央部上面与心包纤维层愈着,下方与肝左叶相邻。

膈有三个裂孔:

1)主动脉裂孔位于胸椎前方稍偏左侧,有主动脉及位于其右后方的胸导管通过。

2)食管裂孔位于主动脉裂孔的左前方,有食管和迷走神经通过。

3)腔静脉孔位于中心腱中部偏右侧,腱性纤维与下腔静脉壁外膜紧密相连。

(2)肾脏及输尿管的位置和毗邻

1)肾脏:肾脏是泌尿系统的主要器官,内侧缘中部凹陷叫肾门,有肾动、静脉,淋巴管和输尿管出入。进出肾门的诸结构为结缔组织所包绕,称肾蒂。

2)输尿管:输尿管分腹部和盆部两部分。

A. 输尿管腹部:沿腰大肌前面斜行向外下走行,在腰大肌中点的稍下方处输尿管与卵巢血管交叉。交叉点以上的部分为输尿管腰部,以下的部分为输尿管髂部。进入骨盆腔时,左输尿管经过左髂总血管的下端前面。右侧输尿管下行经过髂外动脉的前方。

B. 输尿管盆部:沿盆腔侧壁向下后外方走行,经过髂内血管和骶髂关节的前方和前内侧,于脐动脉起始部、闭孔神经和血管的内侧跨过,在坐骨棘平面转向前内方、穿过主韧带直达膀胱底。

(3)腹主动脉:腹主动脉位于脊柱的左前方,由胸主动脉穿膈的主动脉裂孔移行而来,下行至第4腰椎下缘,分为左、右髂总动脉。腹主动脉前方有胰、十二指肠下部的小肠系膜根横过,右侧为下腔静脉,左后方有腰交感干。

腹主动脉的分支有脏支和壁支两类,脏支又可分为成对和不成对支。

1)腹主动脉脏支:腹主动脉进入腹腔之后首先分出腹腔干及其分支(胃左动脉、肝总动脉、脾动脉、肠系膜上动脉)、肠系膜下动脉和成对的肾、肾上腺和卵巢动脉等。

A. 脾动脉:起自腹腔干,行经胃后方及胰腺上缘,沿途发出胃后动脉、胰背动脉,最终经过脾胃韧带进入脾脏。脾动脉的末端发出胃网膜左动脉,经过胃脾韧带进入大网膜前两层腹膜之间,沿着胃大弯右行,终支多与胃网膜右动脉相互吻合。脾动脉的末端还发出胃短动脉,经过胃脾韧带分布至胃的前后壁。

B. 胃十二指肠动脉:起自腹腔干,沿途分出胃网膜右动脉、胰十二指肠上前动脉、十二指肠上动脉、十二指肠后动脉。胃网膜右动脉在大网膜前两层腹膜间沿胃大弯左行,终支与胃网膜左动脉吻合。

C. 肠系膜上动脉:起自腹腔干,沿途发出胰十二指肠下动脉、中结肠动脉、右结肠动脉、回结肠动脉,以及向左侧发出空、回肠动脉。沿途的动脉吻合形成动脉弓,肠壁切除时,应成扇形切除。

肠系膜上动脉是小肠的唯一血管支配,不能损伤根部,否则会导致整个小肠坏死,其中的中结肠动脉损伤也会导致横结肠缺血坏死。

D. 肠系膜下动脉:分左结肠动脉与乙状结肠动脉。

左结肠动脉是肠系膜下动脉的最上一条分支,起于肠系膜下动脉根部2~30mm处,分为升降两支,并分别与中结肠动脉与乙状结肠动脉的分支吻合。乙状结肠动脉在系膜内呈扇形分布,其分支与左结肠动脉的降支间相互有吻合。肠系膜下动脉由于有丰富的交通,手术如有损伤可以结扎或凝闭处理。

E. 成对脏支:包括肾动脉和卵巢动脉。

肾动脉在平第2腰椎高度发自腹主动脉,横行向外,在肾静脉后方经肾门入肾。右肾动脉从下腔静脉、胰头和十二指肠降部的后方横过;左肾动脉则位于胰体、脾静脉和肠系膜下静脉的后方。

卵巢动脉在第二腰椎高度起自腹主动脉前壁,沿腰大肌前面行向外下,依次跨过输尿管和髂外动、静脉的前方,进入卵巢悬韧带内,分支至卵巢、输卵管和输尿管。

2)腹主动脉壁支:包括膈下动脉和腰动脉,其中腰动脉共4对,分别在平第1~4腰椎体高度起自腹主动脉后壁。沿途分支供给椎管、脊髓下段及被膜和腰部肌肉等,腰动脉两侧之间有交通支,在行腹主动脉旁淋巴结切除术时容易损伤,如一侧损伤可以双极电凝凝闭,不会影响其供血器官的血供。假如双侧均凝闭会导致脊髓缺血坏死而出现罕见并发症。

(4)下腔静脉:下腔静脉为收集下半身静脉血的主干,在第5腰椎前方偏右由两侧髂总静脉汇合而成,在腰椎前方沿腹主动脉右侧上行,经肝脏腔静脉窝,穿膈腔静脉裂孔入胸腔。

下腔静脉的属支也有脏支和壁支两类,脏支含成对脏器的静脉和肝静脉,壁支为来自膈和腹后壁的静脉。

1)下腔静脉的脏支

A. 肝门静脉系统:肝门静脉为腹腔中较大的静脉干,通常由肠系膜上静脉和脾静脉汇合而成。肝门静脉的属支主要有肠系膜上静脉、肠系膜下静脉、脾静脉、胃左静脉、胃右静脉等。

B. 肾静脉:在肾动脉前方横行向内侧,右侧者短直接汇入下腔静脉;左侧者较长,横跨腹主动脉的前方,注入下腔静脉,接受左卵巢静脉和左肾上腺静脉的回流。

C. 卵巢静脉:为起自卵巢,经卵巢悬韧带上行合成 2 条卵巢静脉汇入下腔静脉,伴同名动脉走行。腹主动脉旁淋巴结切除时容易被损伤。

2)下腔静脉的壁支:包括膈下静脉和腰静脉,均与同名动脉伴行。

(5)髂总动脉和髂总静脉

1)髂总动脉:髂总动脉是腹主动脉的终支,在平第 4 腰椎下缘起始,沿腰大肌内侧向外下方斜行,近分叉处发出髂腰动脉,至骶髂关节处分为髂内、外动脉。

2)髂总静脉:髂总静脉由髂内、外静脉在骶髂关节前方合成,左右各一。左侧者较长,行于同名动脉的内侧,右侧者略短,行于同名动脉的深面。

(6)腹膜后腔的神经和腰淋巴干:妇科恶性肿瘤行腹主动脉旁淋巴结切除时,往往对腹主动脉周围的神经和淋巴干的解剖结构认识不足,行淋巴结切除的同时将自主神经及腰淋巴干一并切除,术后会出现相应的并发症,包括乳糜漏和肠功能障碍。精准辨识相关结构可以避免损伤。

1)腹部的自主神经丛

A. 腹腔丛和腹腔神经节:腹腔丛位于膈内侧脚和腹主动脉的前方,左、右肾上腺之间,腹腔干和肠系膜上动脉根部的周围,腹腔神经丛的神经包括腹腔神经节的传入和传出交感神经和副交感神经纤维(迷走神经前后干)以及脊髓纤维。

腹腔神经节是最大的交感神经节,左右成对且互相连接。由节发出的节后纤维互相吻合成丛,随同腹主动脉的分支至腹腔脏器。

迷走神经是副交感神经,其前干神经纤维主要来自左迷走神经,向腹腔神经丛和神经节发出腹腔分支。迷走神经后干是右迷走神经的延续,除将纤维传递腹腔神经丛外,还直接传递到胃小弯。如损伤胃小弯的迷走神经,易导致胃动力障碍。

B. 腹主动脉丛:是腹腔丛向下的延续,位于腹主动脉的前方及两侧,还接受腰交感干的纤维,向下移行至上腹下丛和髂总动脉丛。

C. 肠系膜下丛:发自腹主动脉丛,并接受第1、2腰交感节的纤维,其副交感节前纤维来自脊髓骶部的副交感中枢,随肠系膜下动脉及其分支走行。

D. 上腹下丛:其交感纤维为腹主动脉丛的延续,还接受腰交感节的纤维,在第5腰椎前面沿两髂总动脉分为两束,称左、右腹下神经,进入盆腔的下腹下丛。

E. 腰交感干:沿脊柱向下行进,从颅底到尾骨,分为颈部、胸部和腰部三段。腰交感干由 4~5 对腰交感节和节间支构成。位于腰椎体的前外侧,右侧者前方有下腔静脉,左侧者循腹主动脉左缘下行,两干间有横行纤维连接。向下经髂总血管的后方与骶交感干连接。

2)腰淋巴干和乳糜池:腰淋巴结数目较多,位于腹主动脉和下腔静脉周围,收纳腹后壁成对的泌尿生殖器官的淋巴管,还接受汇总下肢和盆部淋巴的髂总淋巴结的输出管。腰淋巴结的输出管形成左、右腰淋巴干,注入乳糜池。

乳糜池是胸导管的起始部,呈膨大的梭形囊,位于第一和第二腰椎的水平,位于腹主动脉和下腔静脉之间。部分患者无乳糜池代之以淋巴管网,或并不膨大。

3. 盆腔腹膜后的解剖 盆腔脏器通过其浆膜层和盆壁肌肉上覆盖的较厚的结缔组织与盆侧壁相连,附着组织将盆腔分成不同的间隙,这些间隙是妇科手术时重要的手术解剖路径,而附着组织内有神经、血管和淋巴结及淋巴管穿行。

(1)盆腔内筋膜及韧带:由于盆腔脏器浆膜层结缔组织的重要作用,被单独称为盆腔内筋膜,为腹内筋膜的直接延续,是一层由胶原和弹性蛋白所组成的网状结构,并与盆腔脏器和盆腔肌肉相融合。盆筋膜按其部位不同可分为盆壁筋膜和盆腔脏器筋膜。

1)盆壁筋膜:盆壁筋膜覆盖于骨盆前、侧、后壁及闭孔内肌和梨状肌的骨盆面,按其所在位置的不同有相应的命名。位于骶骨前方的部分,称骶前筋膜。骶前筋膜与骶骨之间含有丰富的静脉丛,游离直肠后间隙时,勿剥离撕破此筋膜,以免伤及骶前静脉丛,引起难以控制的出血。

2)盆脏筋膜:盆脏筋膜是包绕盆腔各脏器周围的结缔组织,是盆膈上筋膜向脏器的延续。在脏器周围分别形成筋膜鞘、筋膜隔及韧带等。韧带内有通向脏器的血管、淋巴管和神经。来自盆脏筋膜的腹膜会阴筋膜,又称 Denonvillier 筋膜,也称直肠阴道隔,位于直肠与阴道之间。此外,盆脏筋膜还伸入阴道与膀胱、尿道之间,分别形成膀胱阴道隔及尿道阴道隔。

3)筋膜韧带:韧带由盆腔内筋膜的某些强韧部分与盆腔脏器的肌纤维融合而成,其中与广泛子宫切除术相关的子宫颈及膀胱周围的筋膜韧带结构有:

A. 耻骨膀胱宫颈韧带:该韧带前段起于耻骨内侧,后端与子宫颈阴道上部前侧壁紧密相连,中间与膀胱底部密切连接。分为耻骨膀胱韧带和膀胱宫颈韧带。

膀胱宫颈韧带由于输尿管的走行分为两层,即子宫膀胱韧带前叶和后叶。膀胱宫颈韧带位于子宫颈阴道连接处的侧前方和膀胱底部之间,膀胱后输尿管上方,向后延伸融入主韧带子宫颈旁部,内含有子宫颈阴道动静脉的分支、子宫深静脉分支。

B. 主韧带:是阔韧带的基底部,起始于宫颈水平,两侧至肛提肌筋膜,是一对坚韧粗大的平滑肌和结缔组织纤维束。主韧带分成子宫旁段和宫颈旁段,子宫旁段位于输尿管上方,内含子宫动脉、静脉和淋巴结,近盆壁处与主韧带子宫颈旁段汇合。主韧带子宫颈旁段即平时所称的主韧带,位于输尿管下方,内含阴道动脉、子宫深静脉和淋巴结。

C. 子宫骶骨韧带:该韧带起自直肠两侧达子宫颈后侧的弓状腹膜皱襞,内有大量平滑肌起自子宫内口水平的肌层,向后绕过直肠侧壁,止于第 2、3 骶椎前面的筋膜。

D. 子宫直肠韧带:子宫直肠韧带由子宫骶骨韧带内面一部分纤维结缔组织和直肠侧壁连接而成。两侧子宫骶骨韧带和子宫直肠韧带之间的陷凹称为直肠子宫陷凹。

(2)盆腔筋膜间隙:盆腔壁、脏筋膜之间形成许多筋膜间隙,较为重要的有:

1)耻骨后间隙:耻骨后间隙位于耻骨盆面与膀胱之间,又称膀胱前间隙。其上界为腹膜反折部,下界为尿生殖膈,两侧为盆脏筋膜形成的耻骨膀胱韧带,背侧面是近端尿道和膀胱。耻骨后间隙有阴蒂背部血管、两侧的闭孔血管和神经等结构,在行盆腔器官廓清手术时注意辨识。

2)膀胱阴道及膀胱宫颈间隙:此间隙前方为膀胱底和膀胱后壁,后面为子宫颈和阴道前壁,两侧是膀胱宫颈韧带,底部为尿道内口。

3)阴道侧间隙:阴道侧间隙位于阴道的前外侧和膀胱宫颈韧带的内侧,前为膀胱底部,后为阴道壁,上至宫颈水平(图 10-3)。此间隙在子宫颈癌的手术中具有重要地位,分离充分可以避免阴道旁及膀胱宫颈韧带内血管的损伤,从而提高子宫颈癌宫旁组织分离切割的效率。

4)膀胱侧间隙:膀胱侧间隙前方为闭锁的脐动脉,后面是主韧带及其内的子宫深静脉,内侧是膀胱和膀胱宫颈韧带,外侧是闭孔内肌和肛提肌,基底部

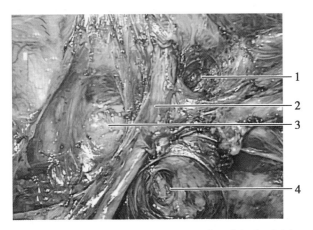

图 10-3　腹腔镜下阴道旁、膀胱旁和直肠旁间隙（左侧）

1. 阴道旁间隙;2. 输尿管;3. 膀胱侧间隙;4. 直肠旁间隙

是盆底。此间隙在宫颈癌手术时也非常重要,如要切除足够的主韧带,需分离此间隙。

5)直肠阴道间隙:直肠阴道间隙位于阴道背侧面,起自处女膜环上方会阴体顶端,向上延伸至直肠子宫陷凹。前面是阴道,后面是直肠,两侧是子宫骶骨韧带,底部是阴道后穹窿。宫颈癌手术切除足够阴道时必须充分分离直肠阴道间隙,在阴道中 1/3 处直肠与阴道间隙小,分离时避免损伤直肠。

6)直肠侧间隙:直肠侧间隙前方是主韧带,后面是梨状肌,下为肛提肌,内侧是子宫骶骨韧带及下腹下神经丛。广泛性子宫切除术切除子宫骶骨韧带时必须打开直肠侧间隙和直肠阴道间隙,并推开直肠充分分离子宫骶骨韧带。

7)直肠后间隙:直肠后间隙位于直肠筋膜与骶前筋膜之间,又称骶前间隙。前面是直肠,后面是骶骨,两侧借直肠侧韧带与骨盆直肠隙相隔,向下至盆膈,顶端为主动脉分叉,向上与腹膜后隙相通。在直肠后间隙内骶正中血管、骶前神经、骶交感神经节、骶前静脉丛、骶淋巴结及稀疏的结缔组织等。

(3)盆腔血管:盆腔脏器的血供主要来自双侧髂总血管,附件和直肠血管也可来自腹腔血管。盆腹腔动脉由腹主动脉向下分为左右髂总动脉,髂总动脉分为髂内和髂外动脉两个分支,除此以外,在分叉前还可以发出髂腰动脉分支,其位置常因变异,在行髂总淋巴结切除术时容易损伤。

1)髂外动脉:髂外动脉自髂总动脉发出后,沿腰大肌的内侧下降,经腹股沟韧带的深面穿血管腔隙至大腿的前面移行为股动脉。其起始部前方有输尿管和卵巢血管跨过,其末端前方有圆韧带越过。髂外动脉在腹股沟韧带的上方发出腹壁下动脉,近腹股沟韧带处还发出旋髂深动脉。

2)髂内动脉:髂内动脉是盆腔脏器血供的主要来源。起始于骶髂关节前方,其与髂外动脉呈 30°夹角。髂内动脉沿盆侧壁垂直下降,在坐骨大切迹水平分为前后两干。

A. 髂内动脉前干发出以下分支:

a. 闭锁脐动脉:是前干的第一个分支,分出膀胱上动脉,分布于膀胱上部及中部,远端闭合形成脐侧韧带。

b. 膀胱下动脉:起自髂内动脉前干,行走于闭孔动脉的后下方,继转向内侧,分布于膀胱底、输尿管盆部下段等。

c. 子宫动脉:在腹膜后沿盆侧壁向前下走行,经阔韧带基底部、子宫旁组织达到子宫外侧,于距子宫颈(内口水平)约 20mm 处横跨输尿管达到子宫侧缘。子宫动脉分出的侧支,包括附件支、膀胱及宫颈阴道支、输尿管分支,其中输尿管支在行广泛子宫切除术时尽量保留,以免盆腔感染时出现输尿管缺血坏死。

d. 闭孔动脉:紧贴盆壁向前往闭孔方向行走,进入闭孔管。

e. 直肠中动脉:直肠中动脉多数起自髂内动脉,少数可起于阴部内动脉,经直肠侧韧带,分支至直肠下部。

f. 阴部内动脉:为髂内动脉的终末支,位于坐骨棘的后方,外侧伴行有阴部神经、直肠上神经和臀下血管。

B. 髂内动脉后干:发出髂腰动脉、骶外侧上动脉、骶外侧下动脉、臀上动脉等。

3)盆腔静脉:盆腔静脉基本与动脉伴行,但膀胱、子宫颈及阴道周围有丰富的静脉丛。

A. 子宫深静脉:主要汇集子宫体部的静脉血,走行于主韧带的血管部(主韧带表面),最后汇入髂内静脉,中间有膀胱上、中、下静脉汇入。

B. 宫颈阴道静脉丛:位于子宫颈和阴道两侧的子宫阔韧带和主韧带中,与膀胱静脉丛和直肠静脉丛相通。

C. 耻骨后静脉丛:由闭孔静脉、髂外静脉、腹壁浅静脉和阴蒂深静脉吻合连接而成。

D. 膀胱静脉丛:在膀胱底部周围,膀胱侧韧带中,是盆腔最大的静脉丛,收集膀胱、尿道和阴道的静脉血。

E. 直肠静脉丛:位于直肠后方及两侧,在下部最发达,分内、外两丛之间互通。收集直肠和肛门的血液,汇入直肠静脉。

F. 阴部静脉丛:位于耻骨联合后方,收集阴蒂背静脉的血液,经耻骨联合下方入盆腔,并与膀胱静脉丛相通。

(4)盆腔神经:分为躯体神经和自主神经。

1)躯体神经:盆腔的躯体神经起始于腰丛、骶丛和阴部丛,其中妇科肿瘤手术可能会导致损伤的神经主要有

A. 生殖股神经:生殖股神经起始于 L_1 和 L_2 腰脊神经,沿髂外动脉的外侧缘行走于髂筋膜下,其生殖神经支穿过腹股沟管,发出大阴唇和周围区域的神经分支,股神经支穿过血管腔隙和隐静脉裂孔,发出股三角皮肤的神经分支。

B. 闭孔神经:闭孔神经起始于 L_2、L_3、L_4 腰脊神经,在髂内和髂外血管间显露于真盆腔内,与闭孔血管伴行,沿盆侧壁进入闭孔管,分布于股部,切除闭孔淋巴结时容易损伤该神经。

C. 坐骨神经(骶丛):坐骨神经起源于脊神经 $L_4 \sim L_5$ 和 $S_1 \sim S_3$ 的腹侧支。由腰骶干及出骶前孔的骶神经组成,从骶棘韧带后方梨状肌下方经过,其分支经梨状肌下孔出盆,分布于臀部、会阴及下肢。损伤会导致下肢运动障碍。

2)自主神经:膀胱、直肠及内生殖器官的神经支配主要由交感神经和副交感神经支配,统称为自主神经,盆部的自主神经有:

A. 骶交感干:骶交感干是交感干的骶段,由腰交感干延续而来,沿骶前孔内侧下降,有 $3 \sim 4$ 对骶交感节,至尾骨前方,两侧骶交感干互相联合,形成单一的奇神经节,又称尾神经节。

B. 盆内脏神经:盆内脏神经又名盆神经,分别来自第2~4对骶神经的前支,为骶部副交感神经的节前纤维合成,并加入盆丛。

C. 下腹上丛:下腹上丛又名骶前神经,位于左、右髂总动脉之间,为腹主动脉丛向下的延续部分,并接受两侧腰交感神经节而来的腰内脏神经,形成单一的腹上丛,为一略呈三角形的扁片网状结构。

D. 腹下神经:腹下神经于骶岬水平由下腹上丛延续而来,位于直肠侧间隙内,沿直肠系膜向下走行至盆腔,双侧对称。入盆腔后沿盆侧壁下行与骶2至骶4骶前孔发出的盆内脏神经(副交感神经)和骶交感节的节后纤维共同组成左、右下腹下丛。在根治性子宫切除术切除宫骶韧带时容易损伤该神经。

E. 下腹下丛:下腹下丛又称盆丛。为一对网状神经板,位于子宫骶骨韧带外侧,主韧带的深面。由腹下神经、骶交感干分支和盆内脏神经构成。下腹下丛发出膀胱丛、子宫阴道丛和直肠丛等。

(5)盆腔及腹股沟淋巴结:盆腔淋巴结的解剖详见相关教科书。

二、妇科恶性肿瘤手术操作关键技术及技巧

妇科恶性肿瘤涉及的手术操作包括筋膜外或广泛性子宫切除及双侧附件切除术,盆腹和腹主动脉旁腔淋巴结切除,盆腔其他脏器的切除(如阑尾、膀胱等),上腹部脏器的切除或部分切除(如肠、胃、肝、胰尾等)及横膈表面剥除等。本部分主要介绍广泛性子宫切除、盆腹腔淋巴结切除和上腹部手术的相关内容。

妇科恶性肿瘤的手术盆腹腔解剖及基本技巧

妇科恶性肿瘤传统的手术路径是开腹手术。随着腹腔镜技术的普及,除晚期卵巢癌肿瘤细胞减灭术外,目前大多数手术操作也可以在腹腔镜下完成。

1. 腹腔镜下广泛性子宫(保留神经)**切除术关键技术** 主要参考步骤如下:

(1)切断子宫周围韧带:采用简易举宫器或免举宫器缝线悬吊子宫的方式,将子宫推向一侧,切断卵巢悬韧带并将断端上提,用超声刀沿卵巢血管下缘切开阔韧带前叶至圆韧带,在距腹壁附着点 20mm 处切断圆韧带,继续向前打开阔韧带前叶至宫颈内口处。

(2)打开膀胱腹膜反折,解剖膀胱阴道间隙:打开膀胱反折腹膜后,阴道前壁与膀胱后壁之间的筋膜间隙得以显露,钝性分离之,直达阴道上 1/3 范围。

(3)打开直肠侧间隙,辨识腹下神经丛:于子宫骶韧带外侧打开阔韧带后叶及侧腹膜,钳夹上提阔韧带后叶暴露直肠侧间隙,钝性分离子宫直肠韧带与输尿管之间的间隙。辨识腹膜下的腹下神经丛,侧推腹下神经至盆壁;继续分离扩展直肠侧间隙,暴露和辨识盆内脏神经丛并推向盆侧壁。

(4)切断子宫动脉及游离输尿管:提起并向子宫颈方向牵拉切断的阔韧带后,可见子宫动脉跨越输尿管。于髂内动脉的起始 10～20mm 处以双极电凝并切断子宫动脉。提起子宫动脉断端向子宫颈方向牵拉,分离输尿管与子宫动脉间隙,切断部分主韧带结缔组织后将输尿管推离子宫动脉,继续游离输尿管至膀胱宫颈韧带入口。

(5)阴道侧间隙的暴露及膀胱宫颈韧带前叶的

解剖:助手以分离钳向耻骨联合方向夹持分离的膀胱,举宫器平推子宫,膀胱宫颈间隙及膀胱宫颈韧带的前叶得以暴露,分离钳夹持并牵拉膀胱子宫韧带前叶,分离输尿管与膀胱宫颈韧带前叶之间的间隙。切断膀胱宫颈韧带前叶,游离输尿管至膀胱入口处。继续分离阴道侧壁和膀胱宫颈韧带后叶间的筋膜间隙,阴道侧间隙得以充分暴露。

(6)膀胱侧间隙的辨识与分离:向对侧方向操纵子宫颈,并将输尿管同时推向内侧方向,并上推膀胱侧前方腹膜,可以暴露膀胱侧方筋膜间隙,分离筋膜直达肛提肌和闭孔内肌表面,拓展该间隙内侧见膀胱宫颈韧带和后方的主韧带。

(7)膀胱宫颈韧带后叶血管的解剖:向前方推开输尿管及膀胱,暴露阴道侧间隙和膀胱侧间隙中的膀胱宫颈韧带后叶,在膀胱宫颈韧带后叶中辨识分离膀胱中静脉和膀胱下静脉(从膀胱至宫颈走行注入子宫深静脉),裸化、电凝并切断。

(8)分离子宫深静脉和下腹下神经丛:为了保留下腹下神经丛膀胱支,游离主韧带的血管部。提起输尿管并切断其后方的系膜,辨识并游离子宫深静脉主干,于距离子宫颈旁 30mm 左右电凝闭合并切断之,提起断端向子宫颈方向牵拉,游离子宫深静脉主干靠近子宫颈旁。此时,可见腹下神经与盆内脏神经丛汇合形成下腹下神经丛。在此发出膀胱支和子宫支,定位该神经束(由下腹下神经丛分支的膀胱支)从主韧带到膀胱与膀胱宫颈韧带后叶平行走行。

(9)切断下腹下神经丛子宫支和阴道旁组织:向头侧平推子宫,提起切断的主韧带血管部断端,继续暴露阴道旁间隙,辨识从子宫主韧带往膀胱子宫颈韧带走行的下腹下神经丛膀胱支,从直肠侧间隙往阴道侧间隙方向切断主韧带和部分膀胱宫颈韧带,将直肠侧间隙和阴道侧间隙融合,至此,下腹下神经膀胱支得以保留。

(10)分离直肠阴道间隙:上举子宫并推开直肠,于距离子宫颈阴道部 20mm 处打开子宫直肠陷凹的腹膜后,钝性分离直肠前间隙。可在直肠前间隙与侧间隙间见子宫骶骨韧带。侧推腹下神经丛,切断子宫骶韧带。直肠前间隙与直肠侧间隙合并,与此同时,腹下神经丛的主干以及下腹下神经丛的起始端得以保留。

(11)阴道旁的切除:紧贴阴道上端切断剩余的直肠阴道韧带,游离阴道以得到合适宫颈病变阴道切除的满意长度。切除余下的部分阴道旁组织,子宫仅与阴道相连,同法处理对侧。

(12)阴道的切除与残端关闭:子宫颈旁及阴道旁组织切断后,转为经阴道路径完成阴道上段的切断,组织钳钳夹子宫颈或阴道,于距离病灶边缘 20mm 以上的间距,切断阴道上段。再取出子宫及附属组织,经阴道路径缝合关闭阴道残端。

2. 盆腔、腹主动脉周围及腹股沟淋巴结切除关键技术

(1)经腹盆腔及腹主动脉周围淋巴结切除术:淋巴结切除的范围按照开腹手术的要求,对不同的疾病切除不同范围的淋巴结。特别是对腹主动脉周围和髂血管周围的淋巴结均在血管鞘内切除,闭孔和腹股沟深淋巴结切除务必完整彻底,包括闭孔神经深层的淋巴结切除。

1)腹主动脉周围淋巴结切除:取头低臀高位约
30°,将小肠及大网膜推向上腹部,于腹主动脉分叉
开始纵向打开后腹膜,暴露腹主动脉主干及双侧髂
总动脉,继续向上沿腹主动脉上行直达十二指肠横
部下缘;再剪开动脉鞘并游离腹主动脉和下腔静脉,
切除动静脉周围可见的淋巴结或可疑组织。对于子
宫颈和子宫内膜癌切除淋巴结的范围要求在肠系膜
下动脉分支水平即可,而卵巢癌要求分离至肾静脉
平面水平。在该区域行淋巴结切除,要求切断组织
距离血管主干至少 3mm 的间距。

2)骶前淋巴结切除:向下延长腹主动脉前方腹
膜达骶骨岬水平,游离切除髂总动静脉表面脂肪和
淋巴结组织,特别注意要分清楚髂总静脉的走行和
分支,以免损伤,一旦损伤则处理非常困难。

3)盆腔淋巴结切除:用分离钳提起髂外血管表
面的血管鞘,用超声刀切开血管鞘,直达腹股沟深
淋巴结处。再从髂外血管起始部向下切除髂外动
静脉鞘组织及周围的淋巴组织。再从髂内动脉起
始部剪开血管鞘膜达侧脐动脉的起始部,往中线方
向牵拉侧脐动脉、暴露闭孔窝,在腹股沟韧带后方
髂外静脉内侧髂耻韧带的表面可见肿大的淋巴结,
游离后切除。完整切除闭孔窝内脂肪淋巴结组织,
其间要先游离和保护闭孔神经和血管。闭孔血管
如有损伤可以采用双极电凝或超声刀进行凝固切
断。对于髂总血管后方的淋巴结采用血管后入路
方式切除。

腹腔镜下淋巴结切除术的手术步骤和经腹手术
相同,但切除的淋巴结需分组装袋后取出。

(2)经腹膜外的盆腔及腹主动脉周围淋巴结切

除术：因通道的建立决定了器械操作范围的大小，因此需精心设计以满足手术特殊需要。一般而言，各通道的距离需保证在 50mm 或者 50mm 以上。操纵的两个器械在手术部位呈 45°～90°角。操作困难时需要让镜体与两个操作器具构成三角关系。

操作步骤包括左侧盆腔、髂总动脉区域淋巴结切除术、腹主动脉周围淋巴结切除术和右侧盆腔、髂总动脉区域淋巴结切除术，以及骶前淋巴结切除术，注意事项与经腹腹腔镜下腹主动脉周围淋巴结切除术相同。术中特别注意不要损伤双侧卵巢静脉和输尿管。

（3）腹腔镜下腹股沟淋巴结切除术

1）皮下腔隙建立：经腹壁路径建立皮下腔隙，在脐部下缘切口，向腹股沟方向经皮下穿刺置入 10mm 穿刺器，潜行直至腹股沟区，设定气腹最大压力为 15mmHg，在腹股沟区建立皮下腔隙。置入光学视管，左右轻轻摇动光学视管扩大皮下气腹空间。此时将气腹压力下调为 8～10mmHg，在保证视野清楚暴露的前提下防止发生广泛性皮下气肿。辨识腹股沟韧带，以此为解剖标志，扩大腹股沟区皮下空间直至腹股沟韧带下 30mm 左右。

2）淋巴结切除：从腹股沟韧带上方 20mm 处开始，用超声刀切割淋巴及皮下脂肪等组织，外侧至髂前上棘，内侧至耻骨结节外侧。继续向下切除筋膜表面脂肪组织，暴露阔筋膜，沿阔筋膜表面切开至耻骨结节下 30mm 左右，暴露隐静脉裂孔（卵圆孔），显示大隐静脉及其分支，切除大隐静脉周围淋巴结。超声刀缓慢切除缝匠肌和长收肌阔筋膜表面脂肪淋巴结组织，直至股三角顶部。

打开股动脉和股静脉鞘,切除股动静脉周围股深淋巴结。向上至腹股沟韧带,离断部分腹股沟韧带,暴露圆韧带,彻底暴露腹股沟区和股三角区,超声刀切除韧带下方股管内腹股沟深淋巴结。

在皮下腔隙最低点处表面皮肤切一切口,置入标本袋,将切除的淋巴结装入标本袋中取出。再置入一血浆引流管,术后加压包扎腹股沟区。

3. 卵巢癌肿瘤细胞减灭术关键技术 晚期卵巢癌的肿瘤细胞减灭术是妇科恶性肿瘤中最复杂、操作步骤最多的手术,它的内容包括全子宫双附件切除、盆腔腹膜切除、盆腹腔淋巴结切除、大、小网膜切除、膈膜剥除、心膈角病灶切除、肝脏部分及脾脏切除,阑尾切除,部分肠道切除等。其中全子宫双附件和盆腹腔淋巴结切除前已描述,本部分重点描述余下部分的开腹肿瘤细胞减灭的关键技术要点及技巧。

(1)切口选择及关键技术要点与技巧:肿瘤细胞减灭术切口一般选择上下腹正中或正中旁切口,从耻骨联合上缘起始,往上绕过脐孔,上界可达剑突下。晚期卵巢癌常因肿瘤的浸润而伴有腹膜增厚,膀胱、肠管的脏腹膜、大网膜与前腹壁粘连。当脏腹膜的粘连致密,直接进入腹腔困难时,则择上腹部中上 1/3 部位切开腹腔,再剥离肿物及肠管与前腹壁腹膜粘连。分离粘连时注意不要将小肠壁误判为肿瘤浆膜,如有切开可以先行修补,必要时切除部分肠段。若膀胱解剖位置因肿瘤不易辨清,可选择向两侧腹膜分离。若误入膀胱,需要全层缝合修补。

(2)腹腔探查的关键技术要点与技巧:进腹后全

面探查全腹腔,了解肿瘤浸润的范围和各器官组织受累的程度,尤其是肿瘤侵犯膀胱、直肠及盆腔腹膜的程度和范围。是否因肿瘤向周围组织的浸润致密而致盆腔器官固定,无法辨认正常的解剖结构关系,呈"冰冻骨盆"状。继续探查了解胃、肠道及系膜,大、小网膜受侵犯转移程度,肝脏、脾脏和膈肌及各韧带有无转移或种植。充分评估手术切除的难度,决定治疗策略以及手术的内容和顺序。腹膜后探查沿腹主动脉周围是否有肿大的淋巴结。

(3)大、小网膜切除的关键技术要点与技巧:进腹后如发现大网膜呈饼状转移影响手术的操作空间时,可以先行大、小网膜切除。

1)大网膜切除:如大网膜呈饼状转移,则向下牵拉大网膜,暴露大网膜与横结肠下缘之间系膜并切除,移除大网膜。对于常规大网膜切除,是将大网膜往头位牵拉,暴露横结肠,再将横结肠向下牵拉,暴露大网膜与横结肠之间的系膜,沿结肠后带自大网膜后叶与横结肠腹膜移行处从右向左剪开,直至结肠脾曲,再将大网膜延续到结肠下面、前面及上面的腹膜剥离,在脾曲处大网膜后叶往往与脾脏有粘连,切除时紧贴脾脏离断脾结肠韧带。再向下牵拉大网膜,找到胃网膜无血管区剪开大网膜前叶,进入网膜囊。于胃大弯网膜血管弓内向左分离切断胃脾韧带的下部和胃网膜左动、静脉。向右分离切断至结肠右曲,直至胃网膜右动脉主干处,遇有大的血管用双极电凝止血。切断、结扎胃网膜右动、静脉,同时将附着于胰头和十二指肠的大网膜分离,注意勿伤及深面的中结肠动、静脉。然后整块切除大网膜。

2)小网膜切除:大网膜切除后网膜囊已经打开,术者左手从胃后方进入网膜囊,将胃及小网膜全层往前推移,此时再切除小网膜及其表面的病灶,可以避免其后方的胰腺及腹腔干大血管损伤。小网膜及病灶切除后如有裂口,则需要完整关闭切口,以免小肠进入形成内疝。在切除整个小网膜时避免靠近胃小弯侧壁,以免伤及胃的迷走神经导致患者术后出现胃动力障碍。

另外,小网膜切除时,还需要特别关注位于小网膜右缘肝十二指肠韧带内的重要解剖结构,避免门静脉、胆总管的损伤。

(4)横膈及心膈角肿瘤切除的关键技术要点与技巧

1)横膈肿瘤的切除

A. 膈肌腹膜面的暴露:为了获得更好的手术空间,切开肝镰状韧带,并且将肝脏向下压充分暴露膈肌腹膜面。该部位要防止腹腔静脉、腹主动脉的损伤,一旦该部位腹腔静脉破裂,处理非常棘手,危及患者生命。

B. 膈肌腹膜病灶的切除:根据探查发现的病灶特征,采用不同的手术方法切除病灶,包括:横膈表面腹膜整块剥除;局部病灶的锐性切除;小病灶的电刀烧灼等。手术中注意止血和无血分离,注意防止横膈的损伤。不建议用电钩切除病灶,电钩有扎入胸腔伤及心包和心脏的风险,以免导致严重后果。

C. 横膈全层切除:在行横膈肿瘤切除时尽量避免进入胸腔的全层切除,如发生应注意以下事项:进入胸腔需要告知麻醉师,缝合时需要配合;横膈缺损面积大,需要间断缝合,如果张力大缝合困难则需要使用补片;必要时放置胸腔闭式引流。

2)心膈角肿瘤及淋巴结切除:对于经腹心膈角淋巴结切除,切口也应该延至剑突下,切开冠状韧带,下压肝脏充分暴露心膈角区域。可以通过胸骨正后下方入路,也可以通过切除右侧横膈膜转移性肿瘤时产生的侧入路,进入心膈角空间后,对所有可疑病变进行切除和肿瘤减灭术,包括心膈角淋巴结切除。

(5)脾脏及部分肝脏切除的关键技术要点与技巧

1)脾脏切除:当脾脏与周围器官严重粘连不能分离或者分离切除肿瘤导致脾脏损伤出血不止,才考虑脾脏切除。首先暴露脾脏与左膈下间隙,找到粘连和脾膈韧带切断之,术者左手下压和外推脾脏,于脾窝内填塞 5~6 块大纱布,将脾脏暴露在视野下。再分别切断脾胃、脾结肠和脾肾韧带,游离脾脏。于脾门处用中弯分离钳钳夹脾动脉和脾静脉,靠脾内缘切断脾动静脉,移除脾脏。靠近胰腺尾侧缝扎血管,如有胰腺尾部损伤,需要对残端进行缝扎,必要时分离出胰腺管再结扎,否则出现胰瘘而导致系列并发症。

2)肝脏部分切除:卵巢癌的肝转移一般位于左肝外叶和右肝后外叶多见,且有手术切除的指征,而位于肝实质者则不建议手术治疗。

A. 左肝外叶切除:分束切断结扎肝圆韧带、肝镰状韧带、左肝冠状韧带、左肝三角韧带;缝扎左膈静脉、左肝腔静脉;沿肝镰状韧带左侧超声刀切除肝左外叶,边切边结扎肝内胆管及血管。

B. 右肝外叶切除:在镰状韧带右侧 10～15mm 处切开肝包膜,锐性切开肝组织,遇管道时用血管钳夹结扎切断,直达下腔静脉。结扎切断肝中、肝右静脉。必要时按右半肝切除方法充分游离右肝,结扎切断肝右动脉、门静脉右支、右肝管。

术中止血推荐采用双极电凝,遇到管腔样结构严密结扎,以防术后胆瘘或出血。术毕,将镰状韧带、肝圆韧带重新缝合固定,以防肝下垂。

(6)肿瘤侵犯的盆腔腹膜"卷地毯"式手术关键技术要点与技巧:在骨盆漏斗韧带和圆韧带之间阔韧带前叶的无血管区打开腹膜,沿阔韧带后叶之外侧寻找附着在腹膜后壁之输尿管,并将其从腹膜处推开。肿瘤侵犯较深时,输尿管常附着在肿瘤的外侧,或从肿瘤组织中穿行,需将其与肿瘤分开,并保护。结扎切断卵巢动、静脉及悬韧带。切开髂外血管及腰大肌前方的壁腹膜达圆韧带的腹壁附着处,切断圆韧带,向前下耻骨方向切开腹膜,将两侧腹膜以"卷地毯"方式朝中线方向游离。

将"卷地毯"方式切开的腹膜牵向头侧,暴露并切开膀胱子宫反折腹膜,若膀胱子宫陷凹内有肿瘤种植,则将膀胱腹膜反折切口向耻骨联合后方延伸至无肿瘤种植区域,并将膀胱浆膜层自膀胱锐性剥下至子宫峡部反折处。下推膀胱至宫颈外口水平。

若病灶已侵及直肠前壁腹膜,可将肿瘤自直肠壁分离,将子宫和肿瘤连同盆腔腹膜整块切除后,将残余灶尽可能从直肠壁剥下。若病灶浸润直肠壁肌层,则应分离直肠后方骶前间隙,游离直肠并在直肠上段切断之。

在子宫颈旁找到断扎子宫动静脉,游离输尿管并切断输尿管前方的膀胱宫颈韧带前叶。推开输尿管,切断结扎主韧带,于宫颈外口水平环形切开阴道穹窿,取下子宫、附件、盆腔腹膜及其肿瘤。

（梁志清　谢幸　向阳　吴小华　康山

姚书忠　王延洲）

第十一章

妇科恶性肿瘤保留生育功能的临床诊治指南

随着价值医学理念的不断发展和肿瘤人性化治疗的不断深入,肿瘤患者保留生育功能已成为肿瘤治疗的重要组成部分和临床工作的重要内容。2006 年美国临床肿瘤协会(American Society of Clinical Oncology, ASCO)发表了第一个肿瘤患者(包括成人和儿童)保留生育功能诊治的临床指南,此后由专家小组定期更新。在我国,一方面肿瘤发病年龄逐渐年轻化,而女性婚育年龄逐渐延迟,使得妇科恶性肿瘤保留生育功能的需求更加迫切。另一方面,很多妇科恶性肿瘤能够得到早期诊断,保留生育的指征和治疗手段也越来越受到重视。为了更好地为妇科肿瘤患者提供科学有效的诊治方案和医疗服务,2014 年起由中华医学会妇科肿瘤学分会根据我国的具体情况,借鉴 ASCO 制定保留生育功能临床诊治指南的经验,通过对相关数据库的重要文献进行汇总和分析,结合我国现有的临床研究结果,通过妇科肿瘤专家、生殖医学专家、妇科内分泌专家充分讨论,达成共识,制定了中国妇科恶性肿瘤保留生育功能的临床诊治指南,并适时进行指南更新,使中国的妇科肿瘤医师在实际工作中有章可循。

妇科恶性肿瘤保留生育功能治疗的总原则：

1. 在妇科恶性肿瘤开始治疗前，医师应告知患者肿瘤治疗对生育和生理功能的影响及发生不育的可能性，并讨论保留生育功能的各项选择，这应该作为妇科肿瘤治疗前书面知情同意的一部分。

2. 建议成立包括妇科肿瘤、生殖内分泌、放射治疗、组织病理、介入治疗及精神心理等学科在内的专家团队或多学科合作小组，制定肿瘤治疗的多学科合作机制和工作流程。

3. 尽管患者最初可能仅仅关注肿瘤治疗后的生存期，但医师应结合患者的具体情况，提供可行的保留生理或生育功能的方案。讨论过程应该记录在病案中。

4. 辅助生育技术应由有相关领域资质的机构和医务人员在符合现行国家政策和法律法规的前提下进行咨询、治疗和研究。

5. 妇科恶性肿瘤依据肿瘤发生部位对生育保留要求不一，卵巢癌和子宫颈癌是在癌灶切除和完成治疗后考虑生育，而子宫内膜癌保留生育是在内膜病变完全缓解期间，完成生育计划。

6. 建议对要求保留生育功能的妇科肿瘤患者收集详细的家族史，并按照现行肿瘤指南接受必要的遗传学检查及肿瘤遗传咨询。

一、子宫颈癌保留生育功能的治疗

1. 适应证

（1）ⅠA1～ⅠB2 期（FIGO 2018）。

（2）渴望生育的年轻患者；鳞癌或腺癌（不

包括小细胞癌、胃型腺癌、神经内分泌癌等特殊类型)。

(3)未发现宫颈内口上方有肿瘤。

(4)未发现区域淋巴结有转移。

(5)能够充分知情,知晓利弊。

(6)术前咨询生殖专家有生育可能。

2. IA 期子宫颈癌保留生育功能

(1) I A1 期,不伴有淋巴血管间隙受累(LVSI$^-$):推荐冷刀锥切术(conization)保留生育功能。

(2) I A1 期,伴有淋巴血管间隙受累(LVSI$^+$):按照 I A2 期处理。

(3) I A2 期:锥切加盆腔淋巴结切除,如为锥切后切缘阳性,需行再次锥切或宫颈切除术(trachelectomy)加盆腔淋巴结切除,或按照 I B1 期处理。

(4) I A 期子宫颈癌保留生育功能注意事项

1)推荐冷刀锥切,整块切除。

2)为了避免病变残留,应根据患者年龄、阴道镜检查发现和肿瘤的组织学类型选择适当大小的锥切尺寸。总的来说,切除宽度应在病灶外0.3cm,锥高 2~2.5cm,锥切时必须将鳞柱交界一并切除。

3)子宫颈锥切的病理结果一定要明确说明:①标本的内外切缘阴性,且距离肿瘤边界至少 3mm;②淋巴血管间隙是否受累;③宫颈间质是否受累;④病变是否为多中心性的病变。这些因素是制订患者锥切术后处理方案的依据。

4)伴阴道上皮内瘤变者应切除受累的阴道病灶。

3. IB 期子宫颈癌保留生育功能

（1）IB1 期：可经阴道/开腹/经腹腔镜广泛性子宫颈切除术（radical trachelectomy，RT）加开腹/经腹腔镜盆腔淋巴结切除。

（2）IB2 期：评估后可以选择开腹/经腹腔镜广泛性子宫颈切除术（radical trachelectomy，RT）加盆腔淋巴结切除。

（3）IB 期子宫颈癌保留生育功能注意事项

1）多数研究支持 IB 期子宫颈癌肿瘤直径<2cm 保留生育功能手术，这部分患者治疗效果明确。对于肿瘤超过 2cm 的子宫颈癌 IB 期选择保留生育功能需要谨慎，部分研究显示肿瘤直径超过 2cm IB 期子宫颈癌患者肿瘤治疗预后差，不适合保留生育功能。

2）盆腔淋巴结切除可与广泛性子宫颈切除术，同时在开腹或腹腔镜下进行，也可以分次进行经腹腔镜下盆腔淋巴结切除和经阴道广泛性子宫颈切除。

3）术前精确评估病理诊断和分期，严格掌握手术指征。

4）术前推荐增强盆腔 MRI 评估宫颈肿瘤的大小、是否累及宫颈管内口及淋巴结状态。

5）必要时术前 PET-CT 评估淋巴结受累情况，必要时可先行淋巴结切除，以防冷冻病理局限性。淋巴结石蜡病理阴性，二期再行广泛性子宫颈切除。

6）术中应常规进行快速冷冻病理检查，以保证盆腔淋巴结和宫颈内口切缘阴性。

7）术后随访和妊娠：术后患者应能定期随诊，随诊内容包括盆腔检查,阴道细胞学检查、盆腔 B 超、血清肿瘤标志物(SCC 或 CA125),必要时可行盆腔 MRI 或 PET-CT 检查。多数学者建议术后 6 个月后可以妊娠,如 1 年自然受孕失败,可以考虑采用辅助生殖技术。

8)加强术后患者及家属的心理辅导,普及子宫颈癌的防治知识,咨询生殖医师,及时辅助生育是提高术后随诊和提高妊娠率的重要内容。

9)广泛性宫颈切除术后妊娠的患者,妊娠期合并症多,流产及早产发生率较高,应视为高危妊娠,要给予高度重视和细致的产前检查,分娩方式为择期剖宫产。

10)虽然广泛性宫颈切除腹腔镜或者开腹均是可以选择的手术途径,最近的研究表明微创腹腔镜手术组肿瘤复发率显著高于传统开腹手术。这点应充分让患者知晓。

二、子宫内膜癌患者保留生育功能的治疗

1. 适应证

(1)年龄≤40 岁。

(2)有强烈的生育要求。

(3)组织学类型为子宫内膜样腺癌。

(4)组织分化类型为高分化。

(5)病变局限于子宫内膜,无子宫肌层浸润,无子宫外扩散,无淋巴结受累。

(6)孕激素受体表达为阳性(适用于孕激素治疗者)。

(7)患者无孕激素治疗禁忌(适用于孕激素治

疗者)。

(8)患者经充分知情能顺应治疗和随诊。

2. 治疗前评估

(1)病史采集

1)既往详细的月经婚育史。

2)既往治疗过程及治疗反应。

3)合并症病史采集:如 PCOS、子宫内膜异位症、不孕、糖尿病、高脂血症等。

4)肿瘤家族史的采集:尤其是卵巢癌、乳腺癌、结直肠癌等。

(2)体格检查及全身状况评估

1)身高、体重、BMI 等。

2)妇科专科查体。

3)全血细胞计数;血生化检测指肝肾功能及血脂水平;出凝血功能;心电图正常;胸部 X 线片除外肺部转移、胸腔积液、肺结核、肺癌;高危患者行血栓栓塞疾病的筛查:如下肢血管、髂血管彩超等。

(3)组织病理复核:由资深妇科肿瘤病理医师进行审核。

1)组织学类型为子宫内膜样腺癌。

2)分化程度为高分化。

3)免疫组化染色:明确孕激素受体表达情况及必要时确认组织分型。

(4)疾病程度评估

1)推荐通过增强盆腔磁共振扫描(MRI)除外子宫肌层的浸润。

2)除外有卵巢癌:血清 CA125/经阴道超声检查;必要时腹腔镜检查及活检。

3）盆腔 CT/MRI,必要时 PET-CT 或腹腔镜检查除外淋巴结受累。

4）有肿瘤家族史的患者行相关肿瘤基因检测。

3. 治疗方法

（1）大剂量高效孕激素

1）药物选择

甲羟孕酮片持续口服 250~500mg/d 或

甲地孕酮片持续口服 160~480mg/d

2）剂量调整:治疗期间可根据有无阴道出血、子宫内膜厚度的变化,在上述剂量范围内增减剂量。

（2）其他治疗方法:适用于重度肥胖、肝功能异常、高凝血栓倾向等有孕激素治疗禁忌证的患者,或既往孕激素治疗无效,孕激素治疗后复发的患者。

推荐方案:

1）促性腺激素释放激素激动剂 GnRHa 3.75mg 皮下注射,每月一次;同时放置左炔诺酮宫内释放系统（LNG-IUS）。

2）促性腺激素释放激素激动剂 GnRHa 3.75mg 皮下注射,每月一次;同时口服芳香化酶抑制剂如来曲唑 2.5~5mg/d。

（3）合并症的治疗及全身健康综合管理

1）减肥降脂:知识宣教、饮食控制、运动指导。

2）诊断和治疗糖尿病、高脂血症、胰岛素抵抗等。

4. 治疗期间不良反应监测和疗效评估

（1）不良反应监测

1）监测内容及随访间隔:指导患者观察症状、监测体重,每月随诊,进行体重测量、肝肾功能测定和经阴道超声检查测量内膜厚度,观察卵巢、盆腔等子宫外情况。

2)可能出现的不良反应:①体重增加;②不规则阴道出血;③乳房胀痛;④食欲下降、恶心呕吐;⑤皮疹;⑥血栓栓塞性疾病;⑦绝经期综合征(使用GnRHa 者)。

(2)疗效评估

1)评估间隔及内容:连续药物治疗 3~6 个月为 1 个疗程,常规行彩色多普勒超声和/或 MRI 检查,评估子宫大小、内膜厚度及有无肌层浸润情况,了解盆腹腔卵巢等其他脏器情况。

2)疗效评估的方法:宫腔镜或诊断性刮宫获取内膜组织,送组织病理检查。

3)疗效评估判定标准

A. 完全反应(complete response,CR):治疗后子宫内膜完全退缩,间质蜕膜样变,未见任何子宫内膜增生或癌变。

B. 部分反应(partial response,PR):子宫内膜病变降低级别,或有残余内膜癌灶,伴腺体退化萎缩。

C. 无反应/病情稳定(stable disease,SD):治疗后子宫内膜无变化,残余癌灶及内膜无退化和萎缩现象。

D. 疾病进展(progress of disease,PD):子宫内膜癌患者出现明确肌层浸润或子宫外病变。

4)终止药物治疗的时机:①有确切证据证实子宫肌层浸润或子宫外病变,即疾病进展;②患者不再要求保留生育功能;③疗效评估已达完全缓解(视具体情况停止治疗或巩固治疗 1 个疗程);④出现严重不良反应无法继续治疗;⑤持续治疗 6~12 个月,肿瘤无反应者。

5. 随诊及后续治疗

(1)要求生育者:治疗目的是监测排卵,积极助孕。

1)治疗前有不孕病史者:①不孕检查:精液常规、子宫碘油造影及有无排卵障碍等;②如发现任何一项异常:根据不孕的原因及程度进行个体化处理;③如未发现异常:监测排卵,期待妊娠;6 个月仍不孕,应用辅助生殖技术助孕。

2)治疗前无不孕病史者:观察自然周期月经恢复情况,基础体温测定(BBT)了解排卵情况,排卵期性交争取妊娠,如发现无排卵或有排卵但 6 个月仍无自然妊娠,进入上述不孕检查和治疗流程。

(2)暂无生育要求者:应观察月经、密切随诊,多数仍需维持治疗以维持规律月经周期、防止复发。

1)暂未生育者

A. 有自然月经者,观察,测基础体温。

B. 无自然月经,或基础体温提示无排卵:①口服孕激素 ≥12 天/月撤退出血;②口服短效避孕药每月定期撤退出血;③宫内置入左炔诺酮宫内释放系统(LNG-IUS)。

2)已完成生育者:何时进行手术切除子宫或者仍然维持治疗需要妇科肿瘤医师充分评估,维持治疗可以口服药物或者宫内置入 LNG-IUS。

(3)随诊:所有保留生育功能治疗的患者均需要接受病情监测:每 3~6 个月定期随访,记录月经情况、盆腔超声检查子宫内膜情况,如有内膜异常增厚或占位,或不规则阴道出血,行宫腔镜了解内膜病理变化。

三、卵巢恶性肿瘤患者保留生育功能的治疗

卵巢恶性肿瘤是妇科恶性肿瘤中死亡率最高的一类肿瘤,不同组织学类型的卵巢恶性肿瘤临床表现不同,处理和预后亦不尽相同。卵巢恶性肿瘤保留生育功能的手术和治疗取决于患者的年龄、组织学类型及分期。

1. 上皮性卵巢癌保留生育功能 对于上皮性卵巢癌患者施行保留生育功能(保留子宫和对侧附件)的治疗应持谨慎的态度,必须经过系统分期和严格评估,必须向患者和家属讲明保留生育功能治疗的利弊和风险,争得其理解和同意,签署书面知情同意书。卵巢上皮癌保留生育功能的手术必须具备以下条件方可施行。

(1)患者年轻,渴望生育。

(2)Ⅰ期(经全面分期手术确定的手术病理分期)。对侧卵巢外观正常(ⅠA或ⅠC期),行患侧附件切除。累及双侧卵巢者(ⅠB期),行双侧附件切除,可以选择保留子宫。

(3)组织类型为黏液性癌、浆液性癌、子宫内膜样癌、透明细胞癌可保留生育。

(4)有随诊条件。

(5)完成生育后视情况可选择手术切除子宫及对侧附件。可以考虑保留子宫,术后周期激素补充治疗。

2. 卵巢恶性生殖细胞肿瘤保留生育功能

(1)任何期别的卵巢恶性生殖细胞肿瘤均可

保留生育功能,原因如下:①大多数卵巢恶性生殖细胞肿瘤为单侧;②很少在对侧卵巢和子宫复发;③肿瘤对 PEB/PVB 化疗很敏感,规范治疗预后较好;④切除对侧卵巢和子宫并不改善患者预后。

(2)卵巢恶性生殖细胞肿瘤保留生育功能的治疗方法:患侧附件切除术,保留对侧正常的卵巢和未受侵犯的子宫。建议全面手术分期,但早期的儿童或青春期妇女可以除外。对于肉眼可见转移病灶,应尽可能切除干净。术后辅以化学治疗。但是要注意化疗对卵巢的毒性,进行卵巢保护。病理分期证实为ⅠA期无性细胞瘤和ⅠA期1级未成熟畸胎瘤,术后可无需辅助化疗。

3. 卵巢交界性肿瘤保留生育功能 卵巢交界性肿瘤患者大多年轻,有晚期复发的临床特点。因此,治疗前必须向患者和家属交代保留生育功能治疗的利弊和风险,争得其理解和同意,签署治疗同意书。

1. 单侧卵巢交界性肿瘤通常切除一侧附件,保留子宫和对侧附件。多不主张进行分期手术,因为分期手术并不改善预后,而过大手术会造成盆腔粘连,增加术后不育风险。无浸润性种植者术后无需化疗。

2. 对于双侧交界性卵巢肿瘤,只要有正常卵巢组织存在,也可仅进行肿瘤切除,保留生育功能。对于双卵巢均受累严重,需切除双侧附件的,可以考虑保留子宫,术后周期性激素替代治疗。

3. 对于有腹膜种植的卵巢交界性肿瘤,只要对侧卵巢和子宫未受累,也可考虑进行保留生育功能的治疗,但需确定是否为浸润种植。若术后根据病理确认是非浸润性种植,术后无需化疗;而术后确认是浸润性种植,应视为低级别上皮性癌,需与患者及家属讨论是否行不保留生育功能的肿瘤细胞减灭术。

四、妊娠滋养细胞肿瘤保留生育功能的治疗

1. 妊娠滋养细胞肿瘤患者有生育要求者均可以采取保留生育生理功能的治疗。

(1)滋养细胞肿瘤主要发生在生育年龄的妇女,治疗主要以化疗为主。

(2)保留生育功能是治疗滋养细胞肿瘤的一项基本原则。

(3)即使对晚期已有远处转移,包括神经系统转移的患者,只要治疗结果满意,均可保留患者的生育功能。

(4)化疗引起的流产率、胎儿畸形率及产科并发症并无增加,长期随访发现,已治愈患者所生婴儿的染色体畸变率与正常人群无明显差异。

2. **注意事项** 特殊类型的妊娠滋养细胞肿瘤、上皮样滋养细胞肿瘤、中间型滋养细胞肿瘤等应及时转诊到有治疗经验的中心接受治疗。评估保留生育功能治疗的可能性。

五、幼少女下生殖道恶性肿瘤保留生育

幼少女下生殖道恶性肿瘤属于罕见肿瘤,但通常肿瘤局限,保留患儿的生理和生育功能更是妇科肿瘤治疗需要重点考虑的。建议原则上转诊到有丰富治疗经验的诊治中心接受治疗。较为常见的幼少

女下生殖道恶性肿瘤,如阴道内胚窦瘤及外阴阴道的儿童横纹肌肉瘤,均可以保留完整的生殖器官从而保留生理生育功能,治疗上采取保守性手术加上规范化疗。

（沈　铿　杨佳欣　曹冬焱　程文俊

徐从剑　王世宣　康　山）

参 考 文 献

1. Loren AW,Mangu PB,Beck LN,et al.Fertility preservation for patients with cancer:American Society of Clinical Oncology clinical practice guideline update.J Clin Oncol,2013,31(19):2500-2510.

2. Sanchez-Migallon A1,Lago V2,Matute L2,et al.Obstetric complications as a challenge after radical trachelectomy:a review of the literature.J Obstet Gynaecol,2019:1-4.

3. 沈铿,郎景和.促进妇科恶性肿瘤保留生育功能诊治的规范化.中华妇产科杂志,2014,49(4):241-242.

4. 曹冬焱,杨佳欣,向阳,等.早期子宫颈癌患者行阴式子宫颈广泛性切除术的治疗效果及生育结局.中华妇产科杂志,2014,49(4):249-253.

5. Zhou H,Cao D,Yang J,et al.Gonadotropin-Releasing Hormone Agonist Combined With a Levonorgestrel-Releasing Intrauterine System or Letrozole for Fertility-Preserving Treatment of Endometrial Carcinoma and Complex Atypical Hyperplasia in Young Women.Int J Gynecol Cancer,2017,27(6):1178-1182.

6. Rodolakis A,Biliatis I,Morice P,et al.European Society of Gynecological Oncology Task Force for Fertility Preservation:Clinical Recommendations for Fertility-Sparing Management in Young Endometrial Cancer Patients.Int J Gynecol Cancer,2015,25(7):1258-1265.

7. Yang B,Xu Y,Zhu Q,et al.Treatment efficiency of compre-

hensive hysteroscopic evaluation and lesion resection combined with progestin therapy in young women with endometrial atypical hyperplasia and endometrial cancer. Gynecol Oncol, 2019,153(1):55-62.

8. Jiang X, Yang J, Yu M, et al. Oncofertility in patients with stage I epithelial ovarian cancer：fertility-sparing surgery in young women of reproductive age. World J Surg Oncol, 2017, 15 (1):154.

9. Zhao Q, Yang J, Cao D, et al. Tailored therapy and long-term surveillance of malignant germ cell tumors in the female genital system：10-year experience. J Gynecol Oncol, 2016, 27 (3):e26.

10. Zhao J, Lv WG, Feng FZ, et al. Placental site trophoblastic tumor：A review of 108 cases and their implications for prognosis and treatment. Gynecol Oncol, 2016, 142(1):102-108.

11. Yang J, Yang J, Yu M, et al. Clinical Study on Female Genital Tract Rhabdomyosarcoma in Childhood：Changes During 20 Years in One Center. Int J Gynecol Cancer, 2017, 27(2): 311-314.

12. Tao Tao, Jiaxin Yang, Dongyan Cao, et al. Conservative treatment and long-term follow up of endodermal sinus tumor of the vagina. Gynecol Oncol, 2012, 1125:358-361.

13. Liu Q, Yang J, Tao T, et al. The clinical features and treatment of endodermal sinus tumor of vagina. Eur J Obstet Gyn R B, 2012, 165(1):130-131.

14. Liu Q, Ding X, Yang J, et al. The significance of comprehensive staging surgery in malignant ovarian germ cell tumors. Gynecol Oncol, 2013, 131(3):551-554.

15. 刘倩, 丁西来, 杨佳欣, 等. 卵巢恶性生殖细胞肿瘤手术治疗方式及疗效的多中心临床研究. 中华妇产科杂志, 2013, 48(3):188-192.

16. Yuan Z, Cao D, Yang J, et al. Vaginal Yolk Sac Tumors：Our

Experiences and Results.Int J Gynecol Cancer,2017,27(7):
1489-1493.

17. Tao T,Yang JX,Cao DY,et al.Conservative treatment and long-term follow up of endodermal sinus tumor of the vagina. Gynecol Oncol,2012,125(2):358-361.

第十二章

妇科肿瘤的支持治疗

妇科肿瘤的支持治疗(supportive care)指对妇科肿瘤的症状及其治疗的副作用的预防和处理,包括从诊断肿瘤、治疗肿瘤到治疗结束后的全流程中,对躯体、精神症状和治疗副作用的处理。

支持治疗的具体内容较多,目的是增强患者生理、心理、社会功能康复的能力,生存关怀,对终末期患者做好临终关怀。

一、疼痛管理

疼痛是最常见的肿瘤相关症状之一。

1. 疼痛管理的基本原则

(1)症状控制和疼痛管理与患者生存相关,可提高患者生活质量。疼痛管理是肿瘤管理的核心部分。

(2)止痛治疗与多种症状或者综合征的管理相关,止痛治疗要考虑到复杂药物治疗的相互作用和止痛药滥用的风险。

(3)多学科团队有利于疼痛管理。

(4)精神支持治疗也是疼痛治疗的一个部分,包括情感支持、信息支持、应对技能培训等。

(5)基于患者个体化需求的疼痛评价、疼痛管理、安全使用阿片类药物的教育材料,要具有可及性。

(6)注意疼痛对患者的多维影响,对其照顾与看护要考虑患者的文化习惯。

2. **疼痛管理的目标**　疼痛管理的目标是 5A 目标,分别是:

Analgesia:良好的镇痛;

Activities:良好的日常活动;

Adverse effect:最小化的副作用;

Aberrant drug taking:避免滥用药物;

Affect:减少疼痛对心情的影响。

3. **疼痛管理的基本流程**　具体见图 12-1。

4. **疼痛评价**

(1)定量评价疼痛的程度:疼痛程度可用疼痛评分进行定量评价。疼痛评分时让患者对其疼痛的程度从 0~10 分进行打分,0 分代表不痛,10 分代表患者能想象到的最痛的程度,让患者自行打分。如果患者为儿童或老年患者,或者交流障碍,或者自我评分有困难者,可用面部疼痛评分表(图 12-2)。

简易疼痛评分从疼痛对日常生活的影响来对疼痛进行评价,评分从 0~10 分,0 分是疼痛对日常生活完全没有影响,10 分是完全影响,评价的日常生活包括:日常活动、心情、行走能力、日常工作(包括家务和室外工作)和其他人的关系,睡眠,生活愉悦感。

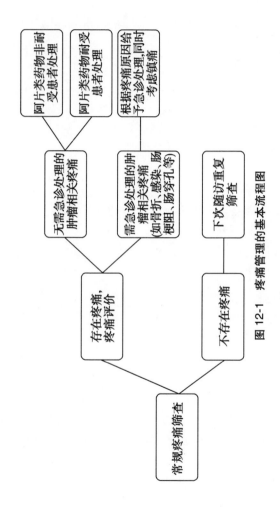

图 12-1 疼痛管理的基本流程图

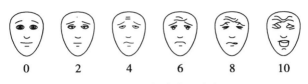

图 12-2　面部疼痛评分表

（2）评价疼痛的具体情况：一旦疼痛评分>0 分，意味着患者存在疼痛，就应该开始评价疼痛的具体情况。包括：疼痛的类型和程度、疼痛的病史（疼痛发生、持续时间、疼痛的过程）、疼痛的部位、疼痛再次发作的模式、疼痛的放射、疼痛的影响（包括对工作、睡眠、人际交往的影响）、增加或者减轻疼痛的因素、目前的疼痛处理计划、患者对目前疼痛治疗的反应、重要的精神社会因素等，最后还有与患者讨论对疼痛管理的期望，包括对功能恢复程度和舒适度的期望。

全面的体格检查，包括妇科检查、实验室检查、影像学检查对于全面评价疼痛都是必需的。这样做的目的是寻找疼痛的原因，如果能找到疼痛的特定原因，首先要进行疼痛的病因治疗。

5. 疼痛的处理　对疼痛的处理，首先要按照疼痛的原因进行病因治疗。对疼痛的病因治疗，要按照其是否需要急诊处理进行分类治疗，分为需急诊处理和非急诊处理的疼痛。

（1）疼痛处理的一般原则

1）选择正确的药物，了解药物的相互作用。

2）可选择的药物包括：阿片类药物、对乙酰氨基酚、非甾体类抗炎药（NSAIDs）、辅助止痛剂。

3）预测和处理止痛药副作用。

4）社会心理支持。

269

5）提供患者和家庭教育。

6）优化综合干预措施。

（2）需急诊处理的疼痛：需急诊处理的疼痛主要指与肿瘤直接相关或者间接相关的,威胁患者生命安全的疼痛,比如肿瘤相关的消化道穿孔或者梗阻（如晚期卵巢癌）、肿瘤感染导致疼痛（如宫颈癌、外阴癌伴感染等）、肿瘤骨转移导致骨折（如晚期妇科恶性肿瘤骨转移）、肿瘤转移导致的硬膜外或者颅内出血等（如绒癌等）。这些肿瘤相关的急诊情况引起的疼痛应该按照病因积极治疗基础情况。

（3）不需急诊处理的疼痛：在按照疼痛处理的一般原则进行处理的情况下,分为对阿片类药物非耐受患者的处理和对阿片类药物耐受患者的处理。阿片类药物非耐受患者指的是没有长期每天应用阿片类药物的患者。阿片类药物耐受药患者指的是长期每天应用阿片类药物的患者。美国食品药品监督管理局（FDA）将其定义为每天至少摄入以下药物中一种,持续 1 周以上,包括：25μg/L 芬太尼贴；60mg 吗啡；口服 30mg 羟考酮；口服 8mg 二氢吗啡酮；或者相当于以上药物剂量的药物。

根据疼痛评分将这些患者的疼痛程度分为轻度疼痛（1~3 分）、中度疼痛（4~7 分）、重度疼痛（8~10 分）进行分类处理。对阿片类药物非耐受和耐受的患者区别,强调短效阿片类药物的每天剂量提高30%~50%,具体见表 12-1。常用短效阿片类药物剂量方案具体见表 12-2。

表 12-1　阿片类药物非耐受和耐受患者的疼痛处理

	对阿片类药物非耐受患者	对阿片类药物耐受患者
	按照疼痛处理的一般原则进行处理的同时，按照以下程度进行分级处理	
轻度疼痛（1~3分）	首选非阿片类药物或者辅助止痛药，除非存在潜在的药物副作用相互作用相关的禁忌证	首选非阿片类药物或者辅助止痛药，除非存在潜在的药物相互作用或者副作用相关的禁忌证 再评估阿片类药物使用的必要性，如有必要，可减量使用
中度疼痛（4~7分）	非阿片类药物和疼痛辅助药物联合短效阿片类药物 如果需要，可以开始使用短效阿片类药物（具体见表12-2） 如果持续每天需要3~4剂短效阿片类药物，可以考虑使用长效阿片类药物 如果疼痛持续存在，可以开始使用规律的阿片类药物缓解剂量方案	非阿片类药物和疼痛辅助药物联合短效阿片类药物 短效阿片类药物的每天剂量提高30%~50% 如果持续每天需要3~4剂短效阿片类药物，可以考虑使用长效阿片类药物 如果疼痛持续存在，可以开始使用规律的阿片类药物缓解剂量方案
重度疼痛（8~10分）	对急性的，严重疼痛或者疼痛紧急状态，需要住院治疗	对急性的，严重疼痛或者疼痛紧急状态，需要住院治疗

表 12-2　常用短效阿片类药物剂量方案

序号	方案
1	5mg 快速释放型羟考酮单用或者联用 325mg 对乙酰氨基酚
2	5mg 氢可酮联用 325mg 对乙酰氨基酚
3	5mg 二氢吗啡酮口服
4	5~7.5mg 快速释放型吗啡

(4)严重疼痛的处理:对于疼痛评分 8~10 分的患者,或者处于疼痛紧急状态,疼痛不可控制者,采取以下方案处理:

1)口服止痛药(峰值时间 60min):①5~15mg 短效硫酸吗啡或其等效药物(阿片类药物非耐受患者);②在前一个 24h 内给药剂量的基础上提高 10%~20% 剂量(阿片类药物耐受患者)。至少 60min 后评价止痛效果。

2)静脉止痛药(峰值时间 15min):①2~5mg 短效硫酸吗啡或其等效药物(阿片类药物非耐受患者);②在前一个 24 小时内给药剂量的基础上提高 10%~20% 剂量(阿片类药物耐受患者)。至少 15min 后评估止痛效果。

3)给药后的效果评价(口服药物 60min 以后,静脉药物 15min 以后):①无效或者疼痛加重,增加 50%~100% 的剂量再给一剂,可以重复 2~3 剂。重复 2~3 剂后仍然无效的口服给药患者可以考虑静脉给药。②疼痛虽然减轻但是控制仍不满意,相同剂量再给一剂。重复 2~3 剂后疼痛控制不满意的口服给药患者可以考虑静脉给药。③疼痛控制满意,24h 以后可以考虑再次给药。

(5)疼痛严重状态治疗后的持续治疗

1)疼痛能有效缓解的患者

A. 在维持患者舒适感、保持基本功能、保证药物安全的原则下,做好定期的随访和疼痛再评估。

B. 如能长期缓解疼痛,需做好患者教育,定期随访,了解阿片类药物与其他药物的相互作用。

C. 对阿片类药物依赖的患者给予更多关注,必要时多学科团队介入。

2)疼痛无法有效缓解的患者

A. 疼痛专科医师介入。

B. 考虑其他治疗方法。

C. 姑息治疗团队咨询和介入。

3)强调疼痛及其焦虑的综合治疗

A. 止痛药。

B. 抗焦虑药物,如咪达唑仑,建议患者不要开车和操作机械。

C. 局麻药物:应该表面或者皮下应用局麻药,可以快速起效。

(6)常用阿片类药物及剂量:常用的阿片类药物包括吗啡、二氢吗啡酮等,不建议用哌替啶,或者混合阿片类药物。具体常用的剂量、作用时间等,见表12-3。

表12-3　常用阿片类药物剂量

阿片类药物	静脉用药剂量	口服用药剂量	剂量比(口服/静脉)	作用持续时间(h)
吗啡	10mg	30mg	3	3~4
二氢吗啡酮	1.5mg	7.5mg	5	2~3
芬太尼	0.1mg	–	–	–

续表

阿片类 药物	静脉用 药剂量	口服用 药剂量	剂量比 （口服/静脉）	作用持续 时间(h)
美沙酮	-		-	-
羟考酮	-	15~20mg	-	3~5
二氢可待 因酮	-	30~45mg	-	3~5
羟吗啡酮	1mg	10mg	10	3~6
可待因	-	200mg	-	3~4
曲马朵	100mg	300mg	3	-
他喷他多	-	75~100mg	-	-

（7）阿片类药物使用的常见副作用:阿片类药物的常见副作用包括:便秘、恶心（可用普鲁氯嗪、甲氧氯普胺、氟哌啶醇等药物治疗）、皮肤瘙痒、谵妄（可用氟哌啶醇、奥氮平等药物拮抗）、运动和认知功能障碍、呼吸抑制（可用纳洛酮拮抗）、镇静状态（可用咖啡因、右旋安非他命等药物拮抗)等。

（8）非甾体类抗炎药:肿瘤患者使用非甾体类抗炎药要考虑到药物对肝脏、肾脏、胃肠道、心脏的毒性、血小板减少、出血等风险。很多化疗药物与非甾体类抗炎药联用时,化疗药物的毒副作用会增加（比如肝脏、肾脏、心血管毒性等）。美国 FDA 对非甾体类抗炎药增加心肌梗死和脑卒中的风险作出了警示。对于某些患者,阿片类药物是非甾体类抗炎药的安全和有效的替代者。优先使用患者既往使用的安全和耐受的非甾体类抗炎药镇痛,如果未用过该类药物,可以选择以下药物:

1）对乙酰氨基酚：肝功能正常的患者，4h1 次，每次 650mg 或者 6h1 次，每次 1g，每天最大剂量 4g。对于长期使用的患者，考虑到药物的肝脏毒性，每天最大剂量为 3g。考虑到肝脏毒性，对乙酰氨基酚不与其他阿片类药物联用。

2）布洛芬：口服，每天 4 次，每次 400mg（每天最大剂量 3 200mg）。

3）萘普生：口服，每天 2 ~ 3 次，每次 220 ~ 500mg（每天最大剂量 1 500mg）。

4）酮咯酸：短期使用，静脉注射，6h1 次，15 ~ 30mg/次，最多使用 5 天。

5）双氯芬酸胶：外用，每天 4 次；双氯芬酸皮肤贴，180mg/片，2 片/d。

（9）疼痛治疗的其他方法

1）精神社会支持：患者及其家庭教育对疼痛管理也是非常重要的环节。

2）物理治疗也有一定效果，包括：按摩、热疗、冷疗、针灸、经皮电神经刺激、超声刺激、形体指导等。

二、肿瘤相关静脉血栓的管理

肿瘤相关静脉血栓（venous thromboembolism，VET）疾病是肿瘤患者中一种常见的、可能危及生命的疾病。肿瘤相关静脉血栓包括：深静脉血栓（deep venous thrombosis，DVT）、肺栓塞、浅静脉血栓（superficial vein thrombosis，SVT）和其他静脉血管中发生的血栓，如门静脉血栓、肠系膜静脉血栓、下腔静脉血栓、上腔静脉血栓、盆腔静脉血栓等。

1. VET 的风险评估　VET 的发生风险与患者和肿瘤相关危险因素、治疗相关危险因素有关。

（1）患者和肿瘤相关危险因素：包括不可改变的危险因素，如肿瘤进展、晚期肿瘤、妇科肿瘤、区域淋巴结切除术、妊娠、家族性高凝状态、高龄、活动受限、并发症（如感染、肾脏疾病、肺部疾病、充血性心衰、动脉血栓）等都是 VET 的高危因素。还有可改变的危险因素，如吸烟、肥胖、活动/运动水平。

（2）治疗相关危险因素：包括大手术、中心静脉置管、化疗（如萨力多胺、来那度胺、泊马度胺联用大剂量地塞米松）、外源性激素治疗（如激素替代治疗、避孕药、他莫昔芬/雷洛昔芬）。

（3）化疗的门诊高危患者：门诊化疗的肿瘤患者深静脉血栓的危险因素评分具体见表 12-4，其发生深静脉血栓的风险具体见表 12-5。

表 12-4　门诊肿瘤患者化疗相关深静脉
血栓危险因素评估表

患者特点	危险评分
妇科恶性肿瘤	1
化疗前白细胞计数>$11×10^9$/L	1
血红蛋白<10g/dl 或使用促红素	1
化疗前血小板计数>$300×10^9$/L	1
体重指数≥35kg/m^2	1

表 12-5　门诊肿瘤患者化疗相关深静脉血栓风险表

总分	深静脉血栓危险度	症状性深静脉血栓的风险
0	低	0.3%~1.5%
1,2	中	1.8%~4.8%
3 分以上	高	6.7%~12.9%

2. VET 的诊断和评价 目前不建议用 D-二聚体检测来诊断肿瘤患者的 VET。

(1)深静脉血栓(DVT)的诊断和评价:并非所有的急性 DVT 的患者都有典型的临床表现。VET 的临床表现包括:疼痛、栓塞远端与栓塞部位之间的一侧肢体水肿或者麻木。或者是面部、颈部、锁骨上区域存在不可解释的持续性的压迫感。最常见的症状是肢端水肿、疼痛和红疹。

多普勒超声是诊断 DVT 的首选方法。对于临床高度怀疑 VET,而两次多普勒超声都没有明确 DVT 的存在时,可以考虑选择其他影像学检查手段,包括增强 CT、MRI、静脉造影等。

(2)浅静脉血栓(SVT)的诊断和评价:浅静脉血栓可与深静脉血栓同时发生,大部分的浅静脉血栓都发生在下肢的大隐静脉。在隐静脉系统发生的广泛的静脉血栓时可能引起全深静脉血栓,导致严重后果。

SVT 的诊断首先建立在其临床表现上,包括疼痛、红疹、浅静脉硬的条索感。多普勒超声诊断 SVT 作为首选。

(3)其他部位的静脉血栓的诊断和评价:包括对内脏静脉血栓的诊断和评价。内脏静脉血栓指的是一组在内脏静脉中发生的血栓,包括肝内静脉血栓、门静脉血栓、肠系膜静脉血栓等。血栓可以在多个节段发生(38%~50%为多节段),也可以是孤立血栓,门静脉血栓是最常见的孤立血栓(占内脏静脉血栓的 34%~40%)。

急性内脏静脉血栓的典型临床表现为:腹痛、腹水、肝脏肿大、恶心、呕吐、厌食、腹泻。也可以无症状而是偶然发现。肠系膜静脉血栓的患者中可能合并肠梗阻表现。

辅助检查包括实验室检查和影像学检查。影响学检查包括多普勒超声、CT 血管造影、腹部磁共振静脉造影等,发现在内脏静脉中血流中止和血栓存在的证据是确诊的方法。阵发性夜间血红蛋白尿是内脏静脉血栓的高危因素,因此,一旦确诊内脏静脉血栓,应该做阵发性夜间血红蛋白尿的相关检测。

(4)肺栓塞的诊断和评估:肿瘤患者出现急性肺栓塞的临床表现时,要考虑到肺栓塞的可能性。肺栓塞的典型临床表现包括:无法解释的气短、胸痛,尤其是胸膜性疼痛;其他表现如心动过速、恐惧、呼吸急促、晕厥、低氧等,并不是所有的急性肺栓塞患者都会出现的症状。肺栓塞的临床表现可以从血流动力学稳定到心源性休克。最常见的临床表现分别为:呼吸困难(85%)、疼痛(40%)和心动过速(29%)。

50%~70%有症状的急性肺栓塞的患者会发现有影像学检查的证据;无症状患者,偶然发现的肺栓塞,也应该按照有症状患者的治疗方案给予治疗。胸片和心电图都不足以诊断肺栓塞。CT 血管造影是诊断大部分肺栓塞患者的首选影像学检查方法。其他可选择的影像学检查方法包括:通气灌注肺扫描;传统肺血管造影。由于是侵袭性检查手段,传统肺血管造影目前已不常用。肺栓塞患者可用超声心动图检查了解心脏功能和右心室有无增大,这与患者的预后有关。血浆肌钙蛋白升高也是肺栓塞的不良预后指标。

3. **VET 的治疗** 一旦确诊为 VET,对于没有抗凝治疗禁忌证的患者,就应该立即启动抗凝治疗。抗凝治疗应该按照患者体重计算后进行,低分子肝素作为首选治疗药物。治疗过程至少持续 5~7 天,深静脉血栓和肺栓塞的治疗最短时间为 3 个月。低分子肝素治疗 6 个月作为肿瘤患者肢体远端深静脉血栓和肺栓塞的一线治疗方案。对于有抗凝治疗绝对禁忌证的患者,下腔静脉滤网是首选的治疗方案。可回收型的滤网相对于永久性滤网,适用于更广泛的情况。永久性滤网仅适用于患者对药物抗凝治疗有永久的绝对禁忌证的极少情况。溶栓剂(如尿激酶、链激酶,重组的纤溶酶原激活物阿替普酶、瑞替普酶、替奈普酶)也可用于深静脉血栓的治疗,特别适用于导管介入型溶栓治疗。

(1)静脉血栓的即刻治疗:静脉血栓一旦确诊,在没有抗凝治疗禁忌证的情况下,立即开始抗凝治疗。首选治疗药物为低分子肝素、普通肝素,磺达肝素也可用于即刻治疗。治疗方案主要应当由血管外科医师制定。在血管外科医师未到达之前,对于无抗凝治疗禁忌证的患者,可以先用低分子肝素抗凝治疗。

(2)静脉血栓的长期治疗:静脉血栓的长期治疗和随访方案,应当由血管外科医师制订,不同静脉血栓的类型(如深静脉血栓、肺栓塞、门静脉血栓等),长期治疗的方案不同。长期治疗的药物包括低分子肝素、Xa 因子抑制剂(磺达肝素、利伐沙班、阿哌沙班)、普通肝素、华法林、阿司匹林(不用于妇科肿瘤的预防性或者治疗性抗凝治疗,适用于多发性骨髓瘤患者)等。

（3）治疗性抗凝治疗的药物方案：确诊为 VET 时，需要进行治疗性抗凝治疗。应该请血管外科医师协助诊治。了解基本的药物方案和用药时间。治疗性抗凝治疗的药物选择，应该考虑到患者的肾功能（特别当肌酐清除率<30ml/min 时）、患者是住院还是门诊患者、随访条件、费用、出血风险评估、抗凝治疗副作用的逆转能力等多个因素进行综合考虑后再选择药物。应该遵循每家医院的抗凝治疗方案的标准化流程。开始抗凝治疗后，在最初开始治疗的 14 天，至少应该每 2~3 天 1 次监测血红蛋白、血小板计数、血细胞比容。其后应每 2 周 1 次监测。

药物治疗分为单药治疗和联合药物治疗。具体单药治疗方案见表 12-6。

联合用药方案：包括低分子肝素与依度沙班联用；普通肝素与依度沙班联用；低分子肝素与华法林联用；普通肝素与华法林联用；低分子肝素与达比加群酯联用；普通肝素与达比加群酯联用。具体方案由血管外科医师制订。

无论是单药治疗，还是联合用药，最少的用药时间是 3 个月。如果存在血栓复发的高危因素，或者存在插管相关血栓，抗凝时间要与插管存在的时间相同。

化疗患者发生 VET 时，同样需要治疗性抗凝。但是化疗会引起血小板减少，需要抗凝治疗的化疗后 VET 患者中，超过 75% 的血小板<50×10⁹/L，因此，对于血小板减少而需要抗凝治疗的患者，抗凝药物的剂量需要调整。血小板减少时伊诺肝素剂量调整方案具体见表 12-7。

表 12-6 治疗性抗凝治疗的单药方案

药物名称	药物剂量
低分子肝素	
达肝素钠	每天 200U/kg 皮下注射 30 天,然后每天 150U/kg 用 2~6 个月
依诺肝素	每 12 小时 1mg/kg 皮下注射
利伐沙班	前 21 天 1 天 2 次 15mg 口服,后 1 天 1 次 20mg 口服
磺达肝素	根据体重调整剂量,每天 1 次 5mg(<50kg),7.5mg(50~100kg),10mg(>100kg)皮下注射普通肝素
普通肝素(静脉注射然后皮下注射)	负荷剂量 80U 静脉滴注,然后每小时 18U/kg 静脉滴注,使 APTT 延长到正常对照的 2~2.5 倍。然后每 12 小时 1 次 250U 皮下注射
普通肝素(皮下注射)	负荷剂量 333U,然后每 12 小时 1 次 250U
对于患者拒绝使用肝素或者有肝素使用禁忌证者,可选用下面的药物作为替代方案:	
阿哌沙班	10mg BID 用 7 天,然后 5mg BID

表 12-7　血小板减少时伊诺肝素剂量调整方案

血小板计数	剂量调整	建议剂量	替代方案
>50×10⁹/L	全剂量	1mg/kg,1 天 2 次	1.5mg/kg,1 天 1 次
(25~50)×10⁹/L	半剂量	0.5mg/kg,1 天 2 次	–
<25×10⁹/L	暂时不用,或者输注血小板使血小板>25×10⁹/L 后使用		

（4）抗凝治疗的禁忌证

1）绝对禁忌证:近期发生中枢神经系统出血,中枢神经系统出血性转移;活动性出血,24 小时内输血超过 2U。

2）相对禁忌证:慢性的,超过 48h 的临床可评估的出血;血小板减少(血小板<50×10⁹/L) ;严重的血小板功能障碍(尿毒症、使用抗血小板药物、造血功能发育异常) ;近期有出血风险较高的大手术;目前有出血性凝血功能障碍;跌倒高风险(颅脑外伤) ;脊柱麻醉/腰椎穿刺;椎管内侵入性操作和疼痛管理;中枢神经系统转移;长期抗血小板治疗。

4. VET 的预防

（1）妇科肿瘤住院患者静脉血栓的预防流程见图 12-3。

（2）妇科肿瘤住院患者的预防性抗凝治疗:妇科肿瘤住院患者是发生静脉血栓的高危患者。抗凝治疗是妇科肿瘤住院患者静脉血栓的预防性治疗的重要方法。抗凝治疗应该贯穿于患者住院的整个时间。常用的抗凝治疗方案见表 12-8。预防性抗凝治疗的禁忌证与治疗性抗凝治疗的禁忌证相同,具体见前述。

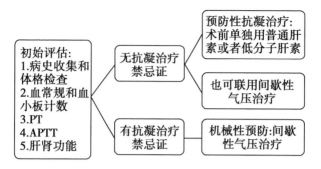

图 12-3 妇科肿瘤住院患者静脉血栓的预防流程图

表 12-8 住院和门诊患者预防性抗凝治疗的药物方案

药物	标准剂量	肥胖患者剂量 （BMI≥40kg/m²）
低分子肝素		
达肝素钠	每天 5 000U 皮下注射	每天 7 500U 皮下注射
依诺肝素	每天 40mg 皮下注射	每 12h 40mg 皮下注射
磺达肝素	每天 2.5mg 皮下注射	每天 5mg 皮下注射
普通肝素	每 8~12h 5 000U 皮下注射	每 8h 7 500U 皮下注射
华法林	将 INR 调整到 2~3	

（3）妇科肿瘤出院患者静脉血栓的预防：手术患者如有以下高危因素者，术后静脉血栓的预防治疗最长要延续到术后 4 周。这些高危因素包括：有深静脉血栓史者；麻醉时间超过 2h，卧床时间≥4 天；晚期肿瘤；60 岁以上患者。

药物治疗患者,出院后无需常规抗凝治疗。

(4)机械性预防静脉血栓:机械性预防静脉血栓主要适用于对药物抗凝治疗有禁忌证的患者,或者是联合药物抗凝治疗用于静脉血栓高危患者的静脉血栓的预防治疗。静脉血栓的机械性预防的方法主要有:间歇性气压治疗、分级加压弹力袜。对于有药物抗凝治疗禁忌证的患者,可以单独用间歇性气压治疗作为预防静脉血栓的方法,但是不能单独应用分级加压弹力袜预防静脉血栓,目前的研究提示其单独应用的预防效果不确切,如要应用,应与抗凝药物同时使用,同时注意对皮肤压迫的副作用。

(5)机械性预防的禁忌证

1)绝对禁忌证:急性深静脉血栓;严重动脉供血不足。

2)相对禁忌证:大的血肿;皮肤溃疡或伤口;血小板减少(血小板$<20\times10^9$/L)或皮肤瘀点;轻度动脉供血不足;周围神经病变。

(6)抗凝和抗血栓治疗的围手术期管理:在肿瘤患者中,如何在预防手术出血和由于合并症需要抗凝治疗之间找到平衡,是一个重要的问题。如果在计划手术的一个月内发生过深静脉血栓,可考虑放置下腔静脉滤网。桥接抗凝治疗是指在围手术期间应用短效抗凝药物(低分子肝素、普通肝素)10~20天。对于正在进行抗凝治疗的肿瘤患者,如果需要进行急诊手术,可选择必要的逆转抗凝药物作用的方法后进行手术。

如果要进行非急诊手术,术前应该对手术出血风险的大小进行评价。目前对于评价手术出血风险大小的方法还没取得一致意见,多以手术过程进行评估。对于评价为极低出血风险的手术,可以在继续抗凝的同时直接进行手术。其他出血风险的手术,术前应该停止抗凝治疗。停止抗凝治疗后,对于有高度血栓风险的患者,应该选用桥接抗凝治疗,对于中度血栓风险的患者,可以考虑选用桥接抗凝治疗。对这样的患者,应该由血管外科医师制订围手术期抗凝治疗方案。

应用华法林抗凝的患者,手术前评估手术出血的风险,根据出血风险的大小,术前需要停用华法林的时间长短不同,具体见表 12-9。

表 12-9　术前停用华法林时间

手术出血风险		
低风险	高风险	极高风险
术前 5 天停用	术前 5~7 天停用	术前 7 天停用

在华法林停药 2 天后开始用低分子肝素或者普通肝素进行桥接抗凝治疗。根据血栓发生风险调整剂量。根据手术出血风险大小,在手术前 12~48h 停用抗凝药物。使用预防剂量的低分子肝素,分别在术前 12h(出血风险小的手术)和 24h(出血风险高或者极高的手术)停药。使用治疗剂量的低分子肝素,分别在术前 24h(出血风险小的手术)和 48h(出血风险高或者极高的手术)停药。普通肝素在术前 6h 停药。从手术开始的时候计算时间,对于血栓风险小的患者,手术开始后 12~24h,对低出血风险的手术开始给予血栓预防剂量的低分子肝素治疗;对于高出血风险的手术,低分子肝素要延迟到手术开始后 24h 再使用。对于血栓中度风险和高度风险的

患者,要使用治疗剂量的低分子肝素,根据术后出血风险的高度,在不早于手术开始后的不同时间点开始应用治疗剂量的低分子肝素。中度或高度血栓风险的手术,从手术开始后多长时间开始给予桥接治疗见表 12-10。血栓风险评估见表 12-11。正常饮食后的不同时间,可以停用桥接治疗方案,改为口服华法林。不同出血风险的手术,正常饮食后开始口服华法林的时间不同:低出血风险的手术(正常饮食后24～48h);高出血风险的手术(正常饮食后 48～72h);极高出血风险的手术(正常饮食后 72h)。

三、癌症相关疲劳管理

癌症相关疲劳(cancer-related fatigue,CRF)是由癌症或癌症治疗引起的,干扰机体正常功能并伴持续的主观上的疲劳感。疲劳是一种主观上的体验,常伴随着睡眠紊乱、情绪抑郁,或与疼痛一起出现。患者常把它描述为劳累感、虚弱、筋疲力尽、疲倦或行动缓慢、无力,一些本来举手之劳的事都要做很大努力才能完成,患者常因太感疲劳而无法进行积极的个人和社会活动。与健康者经历的疲劳相比,CRF 更严重、更痛苦,更难通过休息而缓解,严重影响生活质量。

表 12-10　中度或高度血栓风险患者术后
(从手术开始计时)开始桥接治疗的时间

	术后出血风险评估		
	低出血风险	高出血风险	极高出血风险
中度或高度血栓风险	24～48h	48～72h	72h

表 12-11 血栓风险评估表

	发生风险率	围手术期发生静脉血栓的风险	
		房颤或者机械瓣膜患者发生动脉血栓的风险评估	静脉血栓风险因素
高风险	每年>10%	二尖瓣或机械瓣膜 球笼式或单碟式人工主动脉瓣 6个月内发生过脑卒中或者短暂性脑缺血发作	既往 3 个月内发生深静脉血栓或肺栓塞；有在抗凝治疗期间静脉血栓再次复发的历史
中等风险	每年 5%～10%	双叶式人工主动脉瓣合并 心房颤动 既往脑卒中，既往短暂性脑缺血发作 高血压，糖尿病，充血性心衰，年龄≥75 岁	既往 3～12 个月内发生深静脉血栓或肺栓塞；深静脉血栓或肺栓塞复发；6 个月内因肿瘤进展，行过治疗或者目前肿瘤处于进展期
低风险	每年 <5%	双叶式人工主动脉瓣，没有其他脑卒中的高危因素	12 个月以前发生过静脉血栓的单独事件，目前不存在其他高危因素

1. 诊断与评估

（1）判断有无疲劳：疲劳是一种主观上的体验和状态，主要通过患者的主诉来作出诊断。病史、体格检查、实验室数据、家属对患者行为的描述等也是重要信息。所有的患者都应该在首诊或病情各阶段的治疗中和治疗后的常规随诊中，筛检有无疲劳。需要注意的是，患者也许不愿主动讨论他们的疲劳症状，所以医务人员应注意到它的存在与否。

（2）估计疲劳程度：疲劳程度的判定主要借助于疲劳测定量表，它们通常包含多方面的内容，如功能、行为、情感及情绪等，着重于某种状态下人的行为能力。常用量表有：Rhoter 疲劳量表、PFS-76 疲劳自评量表、MFI-20 量表（多维疲劳问卷）、OFI 量表（即瑞典职业疲劳问卷）、FSI 量表（疲劳症状问卷）、SFCS 量表（Schwartz 癌症疲劳量表）等。

（3）判断疲劳原因：患者的疲劳和疲劳程度确定后，要评价目前的疾病状态、治疗对疲劳的影响，判断疲劳是否为癌症进展所致以及原有对症治疗的效果，还要考虑到现有药物包括 OTC 药物、中药和其他替代治疗的影响。

注意疲劳何时开始、表现形式、持续时间，疲劳对身体机能的干扰十分重要。尤其是要注重与癌症治疗相关病因的估计，如疼痛、焦虑抑郁、睡眠紊乱、贫血，常有较好的对症处理措施，一些药物引起的疲劳，如 β-受体阻滞剂能导致心动过缓和疲劳，只要及时发现、及时停药或调整剂量，就能得到有效控制。抑郁常伴有疲劳，应注意与 CRF 鉴别。但抑郁患者并不怎样关心治疗。相反，大多数 CRF 患者常迫切希望得到治疗，渴望恢复患病前的体力。

2. 治疗

（1）尽可能消除疲劳相关病因。

（2）心理咨询：在疲劳出现前让患者及家属了解疲劳的常见方式和持续时间。应告诉所有患者他们在进行诸如放疗、化疗或生物治疗时可能会出现中-重度的疲劳，它可能是治疗的结果而未必表示治疗无效或疾病在进展。患者和家属应被告知控制疲劳是癌症综合治疗中不可缺少的一部分。

（3）非药物治疗：包括适度活动、康复治疗、饮食治疗、睡眠治疗和认知行为疗法等。

（4）对症处理

1）贫血：促红细胞生成素。

2）白细胞减少：粒细胞集落刺激因子。

3）伴随抑郁症状者：抗抑郁药。

4）精神兴奋剂：利他林在其他慢性疾病中有减轻疲劳的作用。

5）甲状腺功能减退：甲状腺素替代治疗。

6）5-HT 受体拮抗剂：如托烷司琼、奥坦西隆等，可以一定程度上缓解 CFS 的疲劳。

（5）中医药调理。

四、生存关怀

1. **戒烟**　吸烟可以增加多种妇科肿瘤，包括子宫肿瘤、宫颈肿瘤和卵巢肿瘤的发生率。在妇科肿瘤罹患者中，吸烟妇女并不少见。目前已有充分证据表明吸烟可以增加肿瘤特异性死亡率和第二原发肿瘤发生率；吸烟可以导致肿瘤复发，肿瘤对治疗低反应并增加治疗相关毒性。

（1）妇科肿瘤患者戒烟方案：对于肿瘤治疗过程

中及其后的戒烟方案,应遵循下述建议:

1)根据患者对尼古丁的依赖性、前次戒烟史、是否使用药物辅助治疗等,制订个性化的戒烟方案,并确立尽可能早的戒烟日期。

2)对拟行手术的吸烟患者,应在术前一周内进行尼古丁替代治疗(nicotine replacement therapy,NRT)或伐尼克兰治疗,同时进行行为治疗,从而提高手术预后和长期戒烟率。

3)对吸烟肿瘤患者,一线戒烟方案应联合使用药物治疗和行为治疗方案。初始药物治疗方案包括复合NRT治疗(联合使用尼古丁贴剂及短效尼古丁制剂,如尼古丁口胶剂、喷鼻剂、吸入剂、舌下含片等)或伐尼克兰治疗。对于NRT/伐尼克兰治疗无效患者,或合并焦虑和疲惫感患者,可考虑使用盐酸安非他酮或盐酸安非他酮/NRT治疗。

4)在戒烟后3周内(最好1周内)以及戒烟12周后,应通过电话或其他联系方式对患者的吸烟状态进行评估。当面评估是最好的随访方式。如果患者在12周时依然戒烟,6个月、12个月再次随访。

5)对于未能成功停止吸烟或戒烟后复吸患者,应评估初始治疗方案的有效性和依从性。可选治疗方案包括改变治疗方法(如替换NRT为伐尼克兰或采用联合治疗),或继续原治疗方案同时加以额外行为治疗。仍无效者可考虑换用安非他酮。

(2)妇科肿瘤患者戒烟的药物和行为治疗:戒烟的治疗方案包括药物治疗、行为治疗以及其他干预措施。

1)药物治疗:初始治疗方案包括复合NRT治疗或伐尼克兰治疗。NRT是以小剂量,安全性好的尼古丁制剂取代烟草中的尼古丁。复合 NRT 治疗疗效明显优于单一制剂的 NRT 治疗。伐尼克兰是一种高选择性的口服尼古丁乙酰胆碱受体部分激动/部分拮抗剂,可以帮助吸烟者缓解戒断症状,减少对吸烟的渴求和满足感。服用伐尼克兰患者,应减少饮酒量。复合 NRT 治疗或伐尼克兰治疗应至少持续 12 周,并可适当延长以促进持续吸烟戒断,但应避免不必要的疗程延长。对于 NRT 或伐尼克兰治疗失败患者,可考虑采用安非他酮单药,安非他酮联合 NRT,伐尼克兰联合安非他酮治疗方案,可以提高戒烟成功率,但联合治疗安全性尚不完全明确。

2)行为治疗:行为治疗指对吸烟妇科肿瘤患者进行不同程度的行为干预,包括简短的言语干预、电话随访等,可以提高戒烟成功率。将药物治疗和行为治疗相结合,可以更有效地使患者戒烟成功。对于暂时没有戒烟意愿的吸烟者,采取 5R 模型,包括:强调健康相关性(Relevance),认识吸烟危害(Risks),告知戒烟好处(Rewards),告知戒烟可能遇到的问题和障碍(Roadblock),多次接触中反复进行上述戒烟动机干预(Repetition)。对于愿意戒烟的吸烟者则采取 5A 戒烟干预方案模式,包括询问(ask)、建议(advice)、评估(access)、帮助(assist)和随访(arrange)。行为治疗的最好方法是面对面交流,应在戒烟 3 周内,最好 1 周内开始,持续至少 10min,但最好 30min 以上。

3)其他干预措施:传统中医方案戒烟,如针刺戒烟、中药戒烟、耳穴贴压等也可能有一定疗效,但目前尚缺乏在人群中,尤其是妇科肿瘤人群中进行的大规模前瞻性随机对照临床研究结果。

2. **随访** 随访是妇科肿瘤治疗和治疗后监测的重要环节。肿瘤随访不仅可以评估患者的疾病治疗状态,是否存在手术并发症,是否存在药物不良反应,是否存在复发等情况;同时也可以评估患者的一般状况、生活状况、心理状况、性生活状况、生活质量等多个方面。因此,妇科肿瘤患者的随访可以包括两个方面:狭义的随访,由妇科肿瘤医师来进行,主要针对妇科肿瘤疾病的治疗状态和肿瘤的复发随访;而广义的随访,则可以由社区医疗工作者或全科医师来进行,不仅注重于疾病,还注重于患者身体、心理和社会的良好状态,即广义的健康状态。

(1)妇科肿瘤的狭义随访:对于卵巢癌患者,在初次治疗后,应在 2 年内每 2~4 个月随访 1 次,然后3 年内每 3~6 个月 1 次,5 年后每年随访 1 次。随访内容包括一般体格检查及盆腔体检,并根据临床需要进行胸片和胸部/腹部/盆腔 CT、MRI 或 PET/CT检查。检查血液常规和肝肾功能,CA-125 和其他肿瘤指标水平,并推荐行基因风险检测。根据随访检测的结果,选择继续随访或针对异常进行特定的治疗。

对于宫颈癌患者,治疗后 2 年内每 3~6 个月随访一次,3~5 年每 6~12 个月随访一次,其后每年随访一次。随访时应进行每年一次阴道或宫颈细胞学检查,并根据临床需要进行影像学检查(如盆腹腔CT/MRI 或 PET/CT 等)、血液常规和肝肾功能等,并根据随访结果进行相应的处理。

对于子宫内膜癌的随访,初次治疗后 2~3 年内每 3~6 个月随访一次,然后每 6 个月 1 次或每年 1次。检查内容包括根据临床需要进行影像学检查,以及有初始 CA125 升高患者进行 CA125 检查。根据随访结果进行相应的处理。另外,对于子宫肉瘤患者,随访间隔则为初次治疗后 2~3 年内每 3~4 个月随访 1 次,然后每 6~12 个月 1 次。

临床实践中,有时可能会根据患者的具体情况,进行个体化随访。如对于卵巢癌期别较晚、未满意的肿瘤细胞减灭术的卵巢癌患者,可能需要缩短随访间隔,尽早发现肿瘤复发征象。此外,每次随访肿瘤医师都需要进行患者的生活方式状况、营养、戒烟、营养摄入、性生活状况询问和开展健康教育。肿瘤的广义和狭义随访并非截然分开,而是互相包容,同时进行的。

(2)妇科肿瘤的广义随访:妇科肿瘤的广义随访,主要包括下述几个方面:

1)对肿瘤治疗相关副作用的随访:妇科肿瘤治疗相关副作用,包括很多方面,如因妇科肿瘤手术引起的淋巴水肿;因肿瘤化疗导致的药物副作用;因手术切除卵巢导致的激素相关症状;因子宫切除或放疗导致的性功能障碍等。

A. 肿瘤化疗导致的药物副作用随访:化疗是妇科肿瘤,尤其是卵巢肿瘤重要的治疗手段。妇科肿瘤常用的化疗方案为卡铂+紫杉醇方案,化疗的短期副作用包括恶心、呕吐等胃肠道反应,脱发,造血功能抑制等,均可能对患者的生理和心理造成不同程度的不良影响。在肿瘤治疗过程中的随访时,需注意对患者进行健康宣教和心理调节。除短期副作用外,紫杉醇还可以导致周围神经损伤副作用,维持时间相对较长,患者在治疗结束后较长时间内仍可感觉手脚肢端发麻或感觉异常。在肿瘤随访中,需要注意这一症状并予以相应处理。

除了一线使用的 TC 方案以外,对于耐药性卵巢癌患者,阿霉素类化疗药物是通常使用的二线方案之一。阿霉素化疗是导致肿瘤治疗相关心肌损伤最常见原因,可以导致充血性心衰等严重后果。阿霉素导致的心肌损伤可在治疗后数年甚至数十年后才出现。对于使用阿霉素进行化疗的患者,随访时应询问病史,了解有无活动后胸闷气短,睡眠时觉胸闷或需半夜起床透气等表现,并对患者能否进行日常活动的能力进行评估。进行体格检查评估有无导致心衰的高危因素,包括高血压、高血脂、糖尿病、肥胖、吸烟、年龄>65 岁、基线低 LVEF(50%~54%)、心血管疾病史(房颤、冠心病)等。了解阿霉素使用总量以及是否应用其他可能影响心肌功能的药物,包括紫杉烷类以及抗 VEGF 信号通路药物等。对于妇科肿瘤患者来说,上述高危因素,尤其是化疗药物的合并使用以及"高血压、高血脂、高血糖"的三高因素,都是妇科肿瘤常见的合并情况,因此尤需注意。经评估存在心肌损伤风险患者,无论有无自觉症状,需要请心内科医师进一步诊治。对轻症患者也可以在改善原有高危因素同时,鼓励规律体育锻炼和养成健康饮食习惯。

B. 妇科肿瘤手术导致的副作用随访:妇科肿瘤手术可能需要进行盆腔淋巴结切除,甚至腹主动脉旁淋巴结切除术,因此术后淋巴水肿的情况需重视。另一方面,妇科肿瘤手术通常需要进行卵巢切除和/或子宫切除,尤其是对于绝经前妇女,可以造成性激素水平急剧下降,提前人工绝经,无论在生理上还是在心理上,都可能对患者产生较大的影响。因此,在疾病随访过程中,需要着重注意绝经相关的症状和表现,并警惕其相应健康风险(详见相应章节)。

C. 妇科肿瘤放疗导致的副作用随访:放疗是部分妇科肿瘤,如宫颈癌、子宫内膜癌的首选或重要辅助治疗方法。性行为障碍在放疗后的妇科肿瘤患者中十分普遍,可以表现为:性唤起、生殖道润滑、性高潮、性交痛和性满意度等明显下降。随访时应评估患者的性功能障碍原因,如是由于放疗导致的阴道狭窄和阴道干涩所致,还是因为肿瘤治疗后性激素水平下降导致,或因为患者情绪低下所致;根据患者病因进行相应处理,也可转诊性功能专科医师进一步诊治。

除性功能障碍外,放疗还有可能导致妇科肿瘤患者生殖泌尿道不适、尿失禁以及盆腔隐痛等症状。对于泌尿道不适患者,排除泌尿道感染后,可采用局部雌激素治疗或转诊至专科医师进行进一步诊治。放疗导致的腹部隐痛可以经理疗、适度饮水、盆底肌肉锻炼、服用非甾体止痛药物等缓解。

2)对患者社会-心理状况的随访:罹患妇科肿瘤可以导致一系列社会心理问题。如对复发的恐惧;情绪方面的变化,如焦虑、抑郁和痛苦;睡眠障碍和失眠;患者可能脱离日常工作和社会;经济负担等。这些都可以严重影响女性的身心健康和生活质量。对患者进行随访时,每次应对患者的情绪状态进行询问,并及时给予心理疏导、干预或转诊至心理科专科医师。

3)妇科肿瘤患者三级预防措施相关随访:对于妇科肿瘤患者,采取适当预防措施,以降低复发概率,提高生存率,即为肿瘤的三级预防。三级预防措施包括建立健康的生活方式,其内容包括保持健康的体重,每天进行适当的体力活动,建立健康的饮食习惯,减少酒精摄入,戒烟。

3. 补充剂使用 膳食补充剂是指含有一种或者多种维生素、矿物质、草药、氨基酸以及酶等物质,主要是天然膳食提取物或者人工合成物。目前虽然进行了一些使用补充剂以预防妇科肿瘤的发生以及控制妇科肿瘤复发的研究,但多数样本量较小,研究质量不高,临床证据等级不足。

NCCN 指南对肿瘤幸存者使用饮食添加剂的建议同样适用于妇科肿瘤患者。建议主要内容包括:①除了具有明确的维生素缺陷、进食不足或有并发的其他适应证(如骨质疏松症、眼科疾病、肝硬化)外,大多数肿瘤幸存者不建议使用补充剂。②目前没有证据表明,使用维生素或其他饮食添加剂可以预防肿瘤发生,防止肿瘤进展和复发。③服用维生素补充剂并不能取代健康饮食的需要。应尽最大努力促进患者从日常饮食中获得必要的营养。④应对患者使用饮食添加剂的情况定期进行评估。分析肿瘤患者使用添加剂的原因和饮食添加剂的成分。⑤若肿瘤患者使用多种饮食添加剂或使用随访者不熟悉的饮食添加剂,应考虑推荐注册营养师等以指导补充剂的使用。

4. 淋巴水肿的管理 淋巴水肿是妇科恶性肿瘤术后及放疗最常见的并发症之一,指机体某些部位淋巴液回流受阻引起的软组织液在体表反复感染后皮下纤维结缔组织增生,脂肪硬化,多见于下肢。最初发生时充分休息后可自行消退,疾病随着病程延长而难以得到理想的疗效,所以积极预防和早期诊断、规范治疗是关键。

（1）诊断与评估：患者发现肢体肿胀就诊时，首先需要排除肿瘤复发堵塞淋巴管、静脉血栓、严重心功能不全、肾源性水肿、急性淋巴管炎等情况。明确淋巴水肿诊断后需要对患者进行消肿治疗前评估。可结合患者病史、体征，以及血管超声、心脏超声，必要时 MRI、CT 等检查来帮助明确诊断。评估内容包括病史收集、大体状况、皮肤状况、臂围（腿围）、图像记录等。

需要高度重视两种特殊类型肿胀：一是淋巴水肿伴肿瘤复发。在淋巴水肿病情迅速进展加重时，往往存在肿瘤的复发、转移；二是术后长期淋巴水肿基础上有继发极为罕见的病变——淋巴管肉瘤，这在原发性淋巴水肿同样可以见到，确切病因尚不清楚，可能与压力和感染导致的淋巴管内皮损害相关。另外，要注意术后淋巴水肿合并不典型的丹毒，丹毒反复发作会明显加重淋巴水肿进展，因此对于任何丹毒发作，均应给予积极的抗感染治疗。

1）病史收集：包括肿瘤治疗、随访病史、家族史、外伤、感染病史、水肿发生发展情况，以及就诊前针对水肿的治疗史。大体状况包括患者的身高、体重、BMI、精神状态、发病以来体重变化、疼痛评分等。体重可作为严重水肿患者疗效评估内容之一。

2）皮肤状况评价：包括皮肤完整性、色素沉着情况、皮肤颜色、皮温、湿度、皮肤质地、毛发指甲的营养状态、皮肤触痛、皮肤感觉等。关于皮肤状况的检查，可以判断水肿的严重程度。

3）臂围、腿围的测量：简便易行，而且准确度高。肿胀侧比健侧在任意测量点的臂围>2cm 即可诊断为水肿。

4)照片拍摄记录:对患者双上肢进行拍摄照片对比,可以留下直观病情记录。拍照记录需要观察的内容包括骨性标记、肌肉线条、皮肤状况等。

(2)治疗:淋巴水肿综合消肿治疗(CDT)是目前国际公认的淋巴水肿标准治疗之一。CDT 通常包括两个阶段:初期淋巴引流阶段(手法治疗、空气压力泵、绷带加压包扎治疗及运动疗法)及维持阶段(长期佩戴弹力套)。手术治疗是综合消肿疗法治疗效果不理想时的替代选择。

临床上治疗淋巴水肿根据病程早晚,治疗原则不同,具体见表 12-12。早期以排除淋巴液、防止淋巴积液再生为宗旨,晚期则以手术切除不能复原的病变组织或以分流术治疗局限性淋巴管阻塞为目的。

5. 绝经相关症状的管理 对于妇科恶性肿瘤患者,因手术治疗、化疗、放疗所致卵巢被切除或受到化学、物理损伤,将面临因性激素水平下降而出现的绝经相关症状,包括潮热、盗汗等血管舒缩症状,失眠、焦虑、抑郁等精神情绪症状,以及泌尿生殖道萎缩(阴道干涩、尿道感染、尿频)、骨质疏松等衰老相关症状。因雌激素水平骤降,人工绝经的肿瘤患者比自然绝经者更常面临上述问题,且可能症状程度更重、持续时间更长,影响生存质量。因此,绝经相关症状的管理是妇科恶性肿瘤患者生存关怀的重要内容。

当妇科肿瘤患者因出现绝经相关症状而导致其生活质量受损时,应对该类患者进行较全面的评估(图 12-4)。

表 12-12 淋巴水肿治疗原则

疾病分型	治疗细则
急性淋巴水肿	以非手术治疗为主。①体位引流:抬高患肢30~40cm利用重力作用可促进淋巴液回流,减轻水肿。②加压包扎:在体位引流基础上,在患肢抬高时用弹力袜或弹力绷带加压包扎,挤压组织间隙,协助淋巴回流。弹力绷带松紧应适宜。也可用间歇加压器多次和长时间使用,对改善水肿有一定疗效。③限制钠盐摄入和使用利尿剂:急性期适当限制氯化钠摄入,一般1~2g/d,以减少组织钠水潴留。同时使用适量利尿剂,加快水钠排出。可用氢氯噻嗪每次25mg,每天3次,并适当补钾,待病情稳定后停服。④预防感染:选用抗真菌的油膏、扑粉,保持足趾干燥是预防和控制真菌控制感染最为有效的方法;当链球菌感染全身性症状时,应选用青霉素等药物,配合卧床休息,积极控制感染。晚期淋巴水肿并发皮肤皲裂可采用油膏外敷保护并滋润皮肤
慢性淋巴水肿	包括非手术治疗的烘绷治疗和各种手术治疗:①烘绷疗法:利用持续辐射热,使患肢皮肤血管扩张,大量出汗,局部组织间隙内的液体回入血液,改善淋巴循环。对于淋巴水肿尚未发生肢体皮肤严重增生者可选用烘绷疗法。有电辐射热治疗和烘炉加热两种方法。温度控制在80~100℃,每天1次,每次1h,20次为1个疗程。每个疗程间隔1~2周。每次治疗完毕,应外加弹力绷带包扎。依据临床观察经1~2个疗程后可见患肢组织松软,肢体逐步缩小,特别是丹毒样发作次数大为减少或停止发作。②手术治疗:大多数淋巴水肿不需外科手术。约15%的原发性淋巴水肿最终需行下肢整形手术

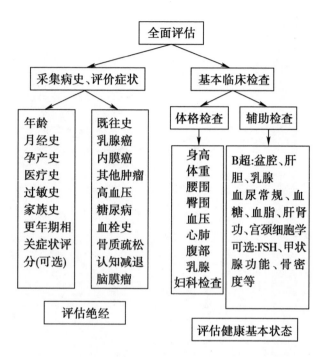

图 12-4 妇科恶性肿瘤患者的绝经相关症状的评估

(1)血管舒缩症状的治疗

1)非药物治疗:针灸、运动、瑜伽、改变生活方式、减重(超重或肥胖者)、催眠以及认知行为疗法等均可帮助患者改善潮热、盗汗等血管舒缩症状。

2)非激素类药物治疗:非激素类药物包括小剂量抗抑郁药、抗惊厥药以及部分抗高血压药可有效用于潮热、盗汗等血管舒缩症状的治疗(表 12-13)。

表 12-13　血管舒缩症状的非激素类药物的治疗方案

分类	药物	能控制症状的常用剂量（每天）	注意事项
抗抑郁药	文拉法辛（首选）	75mg	● 抗抑郁药需尽可能从最小剂量开始以获取最大收益 ● 若出现耐受可逐渐加量，停药前需逐渐减量 ● 起始剂量可选择 25 或 37.5mg
	地文拉法辛	100mg	起始剂量可选择 25 或 50mg
	依他普仑	20mg	起始剂量可选择 10mg
	西酞普兰	20mg	起始剂量可选择 10mg
	帕罗西汀	7.5mg	仅推荐低剂量使用（7.5mg） 使用他莫昔芬的患者慎用
	氟西汀	20mg	起始剂量可选择 10mg 使用他莫昔芬的患者慎用
抗惊厥药	加巴喷丁（首选）	900mg（300mg/次）	起始剂量可选择 100 或 300mg 有镇静作用，推荐睡前服用
	普瑞巴林	150～300mg	起始剂量可选择 25mg
α 受体激动剂	可乐定	0.1mg（口服或经皮）	经皮制剂副作用更小

3)激素治疗:绝经激素治疗(menopausal hormone therapy,MHT)是缓解绝经相关症状最有效的药物,其临床应用原则强调以最低剂量有效控制症状以提高生存质量。然而,由于生殖系统疾病的特殊性,至今仍缺乏高级别证据明确 MHT 对于妇科恶性肿瘤患者是否安全。在现已有的研究基础上,目前认为 MHT 并不增加已接受规范抗肿瘤治疗的上皮性卵巢肿瘤、早期低危型子宫内膜癌、宫颈鳞癌患者的复发或转移风险,因此,应在权衡利弊、充分知情同意后个体化选择药物,但不常规作为首选治疗方法。目前不推荐针对其他激素依赖性肿瘤(如肿瘤组织激素受体表达阳性或卵巢颗粒细胞瘤等)使用MHT,仅考虑作为在其他可替代治疗都无效后的最后选择。妇科肿瘤患者 MHT 的其他禁忌证同普通人群,包括:乳腺癌、血栓高风险或近期发生心血管事件的人群,妊娠状态,严重肝肾功能障碍、耳硬化症、血卟啉病、脑膜瘤等。

推荐 MHT 的常用药物及方案:

A. 单雌激素补充方案:适用于无子宫的患者,通常连续应用,药物首选 17β-雌二醇、戊酸雌二醇、结合雌激素等天然雌激素成分,用药途径可通过口服或经皮:①口服:17β-雌二醇 1~2mg/d,或戊酸雌二醇 0.5~2mg/d,或结合雌激素 0.3~0.625mg/d;②经皮:半水合雌二醇贴(1/2~1)帖/7d。

B. 雌孕激素联合方案:适用于有子宫的患者,通常连续应用:每天口服或经皮雌激素加用孕激素(微粒化黄体酮200~300mg/d 或地屈孕酮 10~20mg/d),也可采用复方制剂如雌二醇/屈螺酮片 1 片/d(每片含雌二醇 1mg 和屈螺酮 2mg)。

接受 MHT 的妇科肿瘤患者在随访中应进行
MHT 的获益与风险评估(初次用药后 1、3、6、12 个
月需随访,此后至少每年随访),内容包括原发疾病
的随访、绝经症状评分、新发疾病筛查、全面体检、相
关辅助检查,生活方式和防控慢性病策略的讨论,根
据评估结果个体化调整用药方案,当获益与风险评
估结果提示获益大于风险则可继续用药。

(2)精神情绪症状的治疗:妇科肿瘤患者出现失
眠、焦虑、抑郁等精神情绪症状是与疾病的痛苦体
验、体内雌激素水平下降、遗传及环境等多种因素相
关的,不能单纯作为绝经相关症状考虑。

绝经相关睡眠障碍主要表现为入睡困难、夜间
觉醒、早醒等。绝经相关情绪障碍主要表现为抑郁
和焦虑症状。常用的治疗方法包括认知行为疗法、
心理治疗、锻炼、瑜伽冥想等非药物治疗,以及
MHT、抗抑郁药、镇静催眠药等药物治疗。MHT 方
案同前述,但其长期使用的安全性仍有待论证。

(3)泌尿生殖道萎缩的治疗:泌尿生殖道萎缩症
状与血管舒缩症状不同,随着绝经时间的延长,萎缩
症状通常会逐渐恶化,因此应尽早进行治疗,并持续
治疗。

具有阴道润滑作用的凝胶类或油类制剂以及局
部使用维生素 D 或维生素 E 均可用于缓解阴道干
涩的症状。局部激素类药物(如雌激素类或脱氢表
雄酮等)治疗阴道干涩及泌尿系统症状有效,但其长
期使用的安全性仍缺乏证据,可权衡利弊后个体化
应用。经阴道雌激素药物包括:①雌三醇乳膏:每克
含雌三醇 1mg,对子宫内膜刺激小,对血浆雌二醇水
平基本无影响;②普罗雌烯阴道胶丸:每粒含普罗雌

烯 10mg,仅作用于局部,不吸收入血;③结合雌激素软膏:每克含结合雌激素 0.625mg。局部用药方案为 1 次/d,连续使用 2 周,症状缓解后改为 2 次/周。

（4）骨质疏松的治疗:骨质疏松症是一种以骨量减少、骨组织微结构损坏导致骨脆性增加、骨折风险增加为特征的全身性骨病,临床表现为疼痛、脊柱变形和脆性骨折,辅助检查可采用双能线吸收测定法。绝经后骨质疏松属于原发性骨质疏松症,但处理时应排除其他继发可能性。治疗方案主要包括:康复教育、运动治疗、物理因子治疗、药物治疗等。药物治疗主要包括:钙补充剂、维生素 D 制剂、骨吸收抑制剂、骨形成剂、影响骨代谢药物等,治疗方案可参考普通人群原发性骨质疏松相关指南。

6. 疫苗注射管理　在妇科肿瘤患者中,疫苗接种可以增强对特定疾病的免疫力,预防感染。但由于其肿瘤幸存者的特性,疫苗接种存在相应的特殊性,应仔细评估患者的基础疾病、免疫状况、肿瘤治疗状况(化疗、放疗、免疫治疗、皮质激素治疗),结合患者疾病暴露风险(如宠物接触、即将旅游、存在流行性疾病等),完善实验室检查排除低白细胞及存在活动性感染情况下,可以进行适宜疫苗的免疫接种,从而提高对特定疾病免疫力,改善患者健康状态和生活质量。

对妇科肿瘤患者进行免疫接种,应该注意遵循下述原则:①由于肿瘤患者免疫力下降,故疫苗尽量选用灭活疫苗,而不使用活疫苗或减毒疫苗。②疫苗接种应在免疫抑制治疗(如化疗或单抗靶向治疗)结束至少 3 个月后进行。抗雌激素治疗不影响疫苗接种。③疫苗接种剂量和间隔与正常人群相同。

7. 运动支持 对妇科肿瘤患者来说,适度运动有益,可以降低患者全因死亡率和肿瘤特异性死亡率,改善患者预后。

运动强度和时间则需根据患者的状况个体化施行。对妇科肿瘤生存者制订运动方案时,首先应对患者当前的身体状况和运动状态进行评估。为妇科肿瘤生存者安排运动康复专业人士进行指导,是最为理想的方案。

对部分肿瘤生存者,存在运动的相对禁忌证。例如:极度疲乏、严重贫血、手术创伤愈合期、心肺疾病、淋巴水肿、肠造瘘等。然而这些禁忌证并非绝对禁忌,仍然可适度鼓励低强度的运动如步行等活动。并且在患者能够承受的基础上,可以逐渐增加锻炼强度或锻炼持续时间。即使不能足额完成期望强度的活动,进行少量的活动如太极、气功和瑜伽等也有益处。在体力允许的范围内,活动多多益善。应尽量进行力所能及的身体活动,避免长时间的身体不活动。

此外,在进行运动时还存在下述注意事项:

● 有严重贫血的患者应该延迟运动(除了日常生活活动),直到贫血得到纠正。

● 免疫功能受损的患者应避免公共场所的活动,直到其白细胞计数回到安全水平。

● 对于严重疲劳乏力患者,可鼓励他们每天做10min 的轻度锻炼。

● 放疗的患者应避免照射皮肤接触氯(例如游泳池)。

● 留置导管或营养管的患者应避免导管接触可

能导致感染的因素,以及对导管区域的肌肉进行活动时要避免导管滑脱。

五、临终关怀

临终关怀主要针对濒死者,包括对患者及其家属进行生理、精神和经济方面的全方位服务,不以治愈疾病、延长生命为目的,而是通过缓解病痛来给患者安慰,提高人生最后一站的生活质量,让他们有尊严地离开。

1. 对于即将走向生命终点的妇科肿瘤患者,医护人员需收集并记录以下方面的信息:①该患者的生理、心理、社会和精神需求;②目前的临床症状和体征;③病史和临床背景,包括基本诊断;④该患者的目标和愿望;⑤有关未来照护的重要观点。

2. 评估患者症状和体征的变化,识别能够证明患者进入临终阶段的任何改变,包括:①躁动、潮式呼吸、意识水平下降、皮肤花斑、呼吸道分泌物增多浑浊和体重进行性降低等体征;②出现严重疲劳、食欲缺乏等症状;③沟通障碍、身体灵活性降低或社会功能降低等功能性改变。

3. 症状和体征的改善或自身功能的提高可能表明患者正处于稳定期或恢复阶段。

4. 避免进行不必要的检查,除非临床需要。

5. 至少每24h监测一次患者的症状体征改变,并根据这些改变更新患者的护理计划。

当患者的各项身体功能状况预示其只有6~12个月的生存期时,向肿瘤专家了解临终关怀相关信息有助于患者及其家属向临终关怀照护进行转化,并可确保这一转化过程中有肿瘤专家全程参与。预期生命在数周至数月和数天至数周的患者应该被推荐到临终关怀机构,评估患者及家属对死亡进程的了解程度,并给予适当的指导,如心理评估、遗产相关事务、悲伤辅导、精神支持和葬礼事宜。

(赵 霞 程文俊 王丹波 万小平 王世宣)

参 考 文 献

1. National Comprehensive Cancer Network. Adult cancer pain. Version 2,2019.

2. National Comprehensive Cancer Network. Cancer related fatigue. Version 1,2019.

3. National Comprehensive Cancer Network. Cancer-associated venous thromboembolic disease. Version,2019.

4. National Comprehensive Cancer Network. Survivorship. Version 1,2019.

5. National Comprehensive Cancer Network. Palliative care. Version 2,2019.

6. Laird B,Fallon M,Hiermstad S,et al.Quality of life in patients with advanced cancer:differential association with performance status and systemic inflammatory response. J Clin Oncol,2016,34(23):2769-2775.

7. Zimmermann C, Swami N, Krzyzanowska M, et al. Early palliative care for patients with advanced cancer:a cluster-randomised controlled trial.Lancet,2014,383:1721-1730.

8. Grudzen CR,Richardson LD,Johnson PN,et al.Emergency Department-Initiated Palliative Care in Advanced Cancer:A Randomized Clinical Trial.JAMA Oncol,2016,2(5):591-598

9. Non hormonal management of menopause-associated vasomotor symptoms:2015 position statement of The North American Menopause Society. Menopause,2015,22:1155-1172.

10. Hui D,Kim YJ,Park JC,et al.Integration of oncology and

palliative care:a systematic review.Oncologist,2015,20:
77-83.

11. Li WHC,et al.Helping cancer patients quit smoking using
brief advice based on risk communication:A randomized con-
trolled trial.Sci Rep,2018,8(1):2712.

12. Hara A,Sasazuki S,Inoue M,et al.Use of vitamin supplements
and risk of total cancer and cardiovascular disease among the
Japanese general population:a population-based survey.BMC
Public Health,2011,11:540.

13. Park SH,et al.Adherence to American Cancer Society Guide-
lines on Nutrition and Physical Activity in Female Cancer Sur-
vivors:Results From a Randomized Controlled Trial (Yale Fit-
ness Intervention Trial). Cancer Nurs, 2019, 42 (3):
242-250.